「総合診療かかりつけ医」が

これからの
日本の医療に必要だと
私は考えます。

菊池大和

現代書林

はじめに

いつでも、なんでも、だれでも　まず診る！「総合診療かかりつけ医」からのメッセージ

私はこの本を、若い医師や医学生に読んでもらいたいと願っています。さらに、地域医療に関心のある自治体や、その関係者にも読んでほしいと願っています。

それは、「いつでも、なんでも、だれでも　まず診る　総合診療かかりつけ医」を一人でも増やしたいからです。そして、「いつでも、なんでも、だれでも　まず診る　総合診療クリニック」を一つでも増やしたいからです。

「総合診療かかりつけ医」という言葉は、聞いたことがないかもしれません。「総合診療科医」ではありません。「総合診療専門医」でもありません。「総合診療・救急診療を通じて、地域医療に最大限に貢献することを目的にしているクリニック」をやっている医師である、私が作った言葉です。

総合診療かかりつけ医とは、「いつでも診る」「なんでも診る」「だれでも診る」医師

のこと。

総合診療クリニックとは、「いつでも診る」「なんでも診る」「だれでも診る」クリニックのこと。

その存在が、崩壊の危機に直面している「地域医療」を救うと私は信じています。

残念ながら、「いつでも、なんでも、だれでも　まず診る　総合診療かかりつけ医」も、「総合診療クリニック」も、まったく数が足りていません。遠くない将来に「地域医療の崩壊」が予想される今、総合診療かかりつけ医の養成と、総合診療クリニックの開設は急務です。

この本では、まず地域医療の問題について考えます。そして、それを救う存在となる「総合診療かかりつけ医」と「総合診療クリニック」の必要性を伝えます。そして、「総合診療かかりつけ医になるためには何をしたらいいか」「開業するにはどうしたらいいか」についてアドバイスしたいと思っています。

若い医師や医学生の皆さんは、「ワークライフバランスの実現が叫ばれる時代に『いつでも、なんでも、だれでも　まず診る　総合診療クリニック』なんて現実的ではない」と思われるかもしれません。けれども、実現不可能ではありません。一人で頑張るのではなく、複数の医師で診療をまかなえば、ワークライフバランスの実現は可能です。私のクリニックもそうですが、働き方改革に逆行せずに「いつでも、なんでも、だれでも　まず診る　総合診療クリニック」は実現できるのです。

開業資金についても、そういうクリニックの開業をサポートする地方自治体が出てきています。

こうしたことを若い医師や医学生に知ってもらいたくて、私はこの本を書きました。少子高齢化は加速する一方。そのために地域医療が逼迫しています。地域医療が崩壊すれば、地域も崩壊してしまいます。それを防ぐために、20年後、30年後に「いつでも、なんでも、だれでも　まず診る　総合診療クリニック」が全国に広がるように、私は力の限り、できることに取り組んでいきたいと思っています。

「今は自分のことで精一杯」「数十年後の未来を心配している余裕はない」という声も聞こえてきます。しかし、それは「地域医療の崩壊に向かって進んでいる現実」から目を背けていることにならないでしょうか。今の危機を放置していたらどうなるか、患者さんを間近で診ている皆さんなら、本当はわかっているはずです。

人生は長いようで、あっという間です。医師という、簡単にはなれない、社会貢献ができる仕事に就いた皆さんでなければできないことがたくさんあります。晩年になって「本来の医療ができて、たくさんの患者さんを救うことができた」「今だけでなくて、未来のためにも、少しは自分が役に立てた」と振り返ることができるような人生を送りませんか？

２０２４年９月26日

医療法人ＯＮＥ　きくち総合診療クリニック　理事長　菊池大和

目次

第1章 かかりつけ医が日本で広がらない現状 37

第2章 医療崩壊を救う「総合診療かかりつけ医」 65

第3章

私が「総合診療かかりつけ医」になるまで

第4章 総合診療かかりつけ医を目指してください

第5章

序章

日本の地域医療が危ない！

たらい回しにされた患者さんが来てくれた夜

この本をまとめていた夏のある日曜日、夜6時になる少し前に、90歳の男性が家族に連れられて私のクリニックを訪れました。

1週間前にのどが痛くなり、近くにある耳鼻科を一人で受診したそうです。その耳鼻科で、のどの薬をもらったと言います。

その三日後には、吐き気も出て食欲がなくなったため、前からお世話になっている別の耳鼻科に電話をしました。すると、「食欲がないのでしたら、内科を受診してください」と言われました。

そこで高血圧の治療のために通院している内科に行ったところ、「これで様子を見てください」と吐き気止めを処方されました。

けれども、症状は一向によくなりません。吐き気のために水分も取れなくなってきました。こうして、一般的なクリニックが休診の日曜日になりました。

男性は高齢の奥様と二人暮らしでしたが、奥様には認知症があるので、困ったときには近所に住む娘さんや、息子さんのお連れ合いを頼っていました。このときも男性が電話で体調不良を訴えると、二人は心配して駆けつけたそうです。

二人は休日診療所を探し出して、男性を連れて行きました。けれども、その休日診療所でも座薬の吐き気止めを出されただけでした。

「このような治療でよくなるとは思えない」と考えた二人は、インターネットで休日でも開いている当院を見つけてやって来たのです。

診療室に入ってきた男性はふらついていて、血圧が下がっていました。風邪の症状がきっかけで、脱水状態になっていると考えられました。あと1日でも受診が遅れていたら、命の危険にさらされていた可能性があります。

点滴で水分補給をすると、症状が落ち着き、本人も「楽になった」と言います。ホッとした様子を見せたご家族と男性は帰宅しました。翌日以降、何度か通ってもらいましたが、5日ほどで元気を取り戻しました。

この方と似たような患者さんが、私のクリニックにはしょっちゅうやって来ます。

日本には本当の「かかりつけ医」がいない

読者の皆さんは、このエピソードを読んでどう思ったでしょうか？　「なぜ、そんなことになったのか？」と驚いたでしょうか？　あるいは「ありそうなことだけど、結果オーライでよかった」と思ったでしょうか。

いずれにせよ、これが日本の地域医療の現状です。困っている患者さんがクリニックを幾つ回っても、適切な治療を受けられない場合があるのです。

世界トップクラスの医療技術を持つといわれる日本ですが、それは病院での医療です。一般の人たちが「どうも体調がすぐれないな」と思ったときにま゛ずかかる初期診療の現場で、適切な医療が提供されているとは言いがたいのです。

「初期診療の現場で適切な医療が提供されない」ということが起きる根本的な原因は、「本当のかかりつけ医がいない」からだと私は考えています。

この90歳の男性を診察した4人の医師には、「自分はこの男性のかかりつけ医だ」という意識がなかったと思われます。男性が「かかりつけ医」だと信じていた内科の医師にも、おそらく患者さんが期待していたほど「大事なうちの患者さんだ」という気持ちはなかったのでしょう。そして、患者さんを危険な状態に追い込むことになったのです。

日本には本当の「かかりつけ医」がいない。

そう実感させたのは、2020年に世界中を席捲した新型コロナウイルスです。「かかりつけ医だと思っていたのに、診療を拒否された」というケースが全国で相次ぎました。日本には欧米のような「家庭医制度」がありません。患者さんの意志で、複数のクリニックに行くことも自由です。そのため、医師にとっても「治療の途中なのに患者さんが来なくなってしまう」ことが当たり前のようにあり、「来てくれた患者さんを責任を持って診る」というマインドが稀薄になっているのだと思われます。

医師の能力の問題ではなく、日本の医療のあり方が「医師としての根本的な責任感」のようなものを削《そ》いでいるような気がします。

かつて「町医者」と呼ばれていた開業医は、住民の健康相談から急患まで、すべての病気を診療することが当たり前でした。けれども、そんな「町医者」の姿が、日本から見えなくなった気がするのです。本来の医師は、専門外のことも含めて総合的に病気を診る能力があり、また、診ようとする姿勢も持っているべきです。

問題は臓器別・専門別の診療体制

「かかりつけ医を持ちましょう」

２０１３年頃から、国や日本医師会が盛んに言ってきたことです。なぜ「かかりつけ医」が声高に言われるようになったのでしょうか。

１９６１年にスタートした国民皆保険制度の特徴の一つに、誰もが自由に医療機関を選んで受診することができるという「フリーアクセス」もあります。ところが、次第に大きな病院に患者さんが集中してしまうというデメリットが生じてしまいました。「町のクリニックよりは大病院のほうがいい治療をしてもらえるだろう」と考える人たちが増えたからです。

その結果、手術などの専門的な治療が必要な人が大病院にかかりにくくなり、病院の業務はますます多忙になりました。そこで病院とクリニックの役割を分担することになったのです。風邪のような日常疾患や、生活習慣病などの慢性疾患については、「身近な開業医が、かかりつけ医としてその役割を担う」ことにしたのでした。

けれども、いざ国民がかかりつけ医を持とうとしたときに、困ったことが起きました。日本の医療は臓器別・専門別に分かれているため、クリニックのほとんどもまた診療科別になっています。そのため、医学の知識に乏しい患者さんが「この症状は○○科だろう」などと自己診断をして、クリニックを選ばなければならないのです。「のどが痛いから耳鼻科」「お腹が痛いから内科」などと症状によって異なるクリニックに行かざるをえず、患者さんとしても「かかりつけ医」を一人に絞ることができません。

もちろん例外的に、一人でいろいろな病気を診ている開業医もいます。患者さんとしては「かかりつけ医」として頼りになる存在です。そういう医師はおもに地方で孤軍奮闘している大先輩です。その方たちの多くは、自分の専門領域を学んだ後で、独自に研修などを受け、さらに実際の患者さんを診ることで勉強・経験を重ね、診療できる範囲を広げてきたのです。

そういう医師が開業しているクリニックもあるのですが、数は圧倒的に少ないといえるでしょう。ほとんどのクリニックや医師は、臓器別・専門別の対応しかしていません。

私が現在のスタイルのクリニックを立ち上げたのは、さまざまな科で診療した研修医時代に、臓器別・専門別医療の弊害を目の当たりにする機会が多かったからです。例えば病院の外来に定期的に訪れる患者さんから、治療中の病気とは異なる不調について相談されることはけっこうあるのですが、それについて先輩や上司に相談すると「うちの科の担当ではないから、別の診療科を案内して」と冷たく対応されました。専門的で高度な治療を担う病院では仕方のない面もないわけではありませんが、患者さんにとってその対応は不安でしかありません。

病院だけでなくクリニックでも、「自分が診ることのできない症状だと思ったら、診療を断る」「ほかのクリニックを案内する」と先輩医師から聞いていました。大学では

「専門を持たなければ医師として一人前ではない」と言われていたので、仕方がないこともわかってはいました。

「総合診療専門医」は解決になっていない

臓器別・専門別医療の弊害を解決するために、2018年度に「総合診療専門医」という19番目の専門医制度が新設されました。

けれども、この制度はスタートしたばかりで、まだまだなり手の数が足りません。しかも、総合診療専門医が増えれば問題が解決するかといえば、そう簡単な話ではないのです。現在の総合診療専門医の多くは病院に勤務する医師で、開業医はほとんどいないからです。患者さんは病院に行かなければ出会えないわけです。

さらに、総合診療専門医になるためのプログラムには「外科」も含まれていますが、実際に外科として怪我の患者さんを診ることはほとんどなく、外科に紹介する形になってしまっています。つまり、「なんでも診る」総合診療専門医は現状では少ないということです。

たとえ総合診療専門医の開業医であっても、「なんでも診る」体制になっているとは限りません。患者さんから「総合診療専門医の医師がやっているクリニックだったけれど、『怪我はうちでは診ることができない』と言われました」という話を聞いたことがあります。やはり、患者さん本位の医療になっていないのです。

「総合診療かかりつけ医」第1号として

このままではいけません。これからの日本では、高齢者がどんどん増えるのです。高齢者には車を運転しない人が多く、歩行が困難な人も少なくありません。「耳鼻科で扱う病気ではないから、内科へ行ってください」と言われても、そう簡単には行けません。認知機能が低下していて、思うように行動ができない人もたくさんいます。近くに頼れる家族や親戚がいない人も多いのです。にもかかわらず地域のクリニックが今のような臓器別・専門別のままでは、冒頭の男性のようなケースが日本中に増えるだけです。

この問題を解決するために必要なのは、初期診療で対応する「いつでも、なんでも、だれでも　まず診る　総合診療かかりつけ医」です。もちろん「初期診療」だけ対応するわけでなく、一人の患者さんにずっと寄りそって伴走するかかりつけ医です。

「はじめに」で書きましたが、この「総合診療かかりつけ医」は私が作った言葉です。総合診療専門医と名前は似ていますが、違うものです。

患者さんが来院したら「いつでも、なんでも、だれでも　まず診る」。そして、容態によっては大きな病院に紹介する。本当のかかりつけ医として責任を持って診察した患者さんに寄り添う開業医のことを、私は「総合診療かかりつけ医」と呼ぶことにしました。その総合診療かかりつけ医第1号が、私です。

今の日本の地域医療の現場に必要なのは、「総合診療かかりつけ医」であり、総合診療かかりつけ医がいる「総合診療クリニック」です。

総合診療かかりつけ医である私は、神奈川県綾瀬市という所で、「総合診療クリニック」を開いています。平日の夜は8時まで、土日祝日も診療し、救急外来もおこなっています。

現在の日本のクリニックの多くは、医師が自分の専門領域を生かした専門クリニックで、診る症状や病気がおおむね決まっています。また、夜間や日祝日は休診というところがほとんどですから、特異なクリニックだといえるでしょう。

私は研修医時代から、「患者さんの訴えすべてに対応できる医師になりたい」と思っていました。また、高齢化が急速に進む日本でこれから必要なのは、専門クリニックではなく「いつでも、なんでも、だれでも　まず診る　総合診療クリニック」だと強く思っていました。

そこで2017年に現在のクリニックを開院したのです。当時はモデルにできるようなクリニックはありませんでしたから、自分で考えて、イチから作るしかありませんでした。

開院すると、地域の人がいかにこのようなクリニックを必要としていたのかがよくわかりました。２０２４年６月までに当院を受診した綾瀬市の患者さんは、３万６４０９人でした。これは延べ人数ではなく、実数です。綾瀬市の人口総数は８万２８２２人（２０２４年６月現在）ですから、開院７年で市の約44％の人が一度は当院を受診した計算になります（実際には大和市、海老名市、藤沢市の方も増えているので、厳密な割合ではありません）。

開設したのは10以上の診療科を掲げたクリニック

私のクリニックが掲げている診療科は、内科、外科、救急科、心療内科、胃腸内科、循環器内科、呼吸器内科、アレルギー科、整形外科、小児科、リハビリテーション科、脳神経外科です。クリニックのコンセプトからすれば、ほかにもあるすべての科を標榜すべきかもしれません。実際、掲げている診療科以外の病気や症状も含めて、すべての、病気を診ているのですから。そもそも「なんでも診る」私にとって、診療科の標榜は意味がありません。

しかし、何も掲げないわけにはいかないのです。クリニックの看板となる標榜診療科名は厚生労働省の医療法施行令で決められていて、保健所に申請して許可を得る必要があります。一般的には、内科や整形外科など37種の診療科と麻酔科から、診療科名（標榜科目）を選びます。ただし、こちらの希望をすべて聞いてもらえるわけではありません。クリニックの専門性や医師の経歴（何を専門にやってきたか）などが審査され、そのうえで決まります。いわゆる広告規制のようなものがあるわけです。

当院の場合、最初は「標榜科は三つまで」と言われました。そこで、診療科を問わず「いつでも、なんでも、だれでも　まず診る　総合診療クリニック」なのだと保健所の担当者に話し、結果的に前出の標榜科目をすべて掲げることを許可されたのでした。

とはいえ、私には診療科別に診療するスタンスはありません。年齢制限もなく、赤ちゃんから100歳以上まで、すべてが対象です。「虫刺されで湿疹が出てしまったんですが、診てもらえますか？」「母の様子がいつもと違って心配なのですが、診てもらえますか？」などの患者さんにも対応しています。

そのため、「先生は何科が専門なのですか？」と聞かれることがあります。そんなときには、「なんでも診るのが専門なんですよ」とか、「地域の皆さんの総合診療かかりつけ医として診療することを専門にしています」と答えます。

土日や祝日は、平日よりも患者さんが多く来ます。「仕事で忙しくて、平日はなかなか受診できない」という会社員、週末に発熱してしまった幼児、発熱した赤ちゃんを連れたお母さんやお父さん、レジャーで怪我をした方など、さまざまな患者さんで待合室が溢れています。

検査器機をそろえた「最後の砦」のようなクリニック

当院ではＸ線検査、超音波検査、内視鏡検査のほかに、ＭＲＩ検査やＣＴ検査も受けられます。ＭＲＩやＣＴがあるクリニックは珍しいでしょう。２０１７年の医療施設調査（厚生労働省）によれば、全国の医療機関でマルチスライスＣＴを保有しているところは、病院が73・４％であるのに対して、クリニックはわずか３・９％でした。[*1]
保有しているクリニックが少ないのは、ＣＴが約６０００万円、ＭＲＩが約１億円と、高額なこともあるでしょう。ＣＴやＭＲＩは大きな機器なので、設置するスペースが必要なこともあるでしょう。重いので、床にコンクリートを詰めるなどの工事も必要です。備えていないクリニックが多いことも理解はできます。ですが、「いつでも、なんでも、だれでも　まず診る　総合診療クリニック」にとっては、ＣＴとＭＲＩは不可欠だと私は考えています。

脳の病気、骨折、あるいは緊急の処置が必要だと疑われる場合には、その場で検査をして、結果に応じて必要なときには大きな病院に紹介状を書きます。患者さんから「先生、ここは小さな病院みたいですね」と言われますが、イメージとしてはそのとおりかもしれません。

ある患者さんから「先生、ここは最後の砦です」と言われたことがあります。「うちは大学病院でもないのになぜ？」と思い、理由を尋ねました。

その患者さんは体調不良で幾つものクリニックを受診し、治療を受けたものの、よくならなかったのだと言います。そして、当院の画像検査で内臓の病気が見つかったのです。だから「最後の砦」になったというわけでした。

けれども、総合診療かかりつけ医の目で診察をすれば、早期に見つかる病気でした。ちゃんとした検査器機をそろえた「いつでも、なんでも、だれでも　まず診る　総合診療クリニック」がもっとたくさんあれば、このように幾つものクリニックを回るはめになる患者さんは減るのです。

「だれでも診る」クリニックは患者さんで溢れた

私は「内科も外科も含め、なんでも診ること」を専門にしたいと思っていました。そして多くの医師がそうであるように、「いつか自分のクリニックを開業したい」とも思っていました。そういうことを考えるうちに、こうしたタイプの、いわば「総合診療クリニック」を開院することが夢になったのでした。

クリニックを開業する前に、私が作りたいクリニックのイメージを医師仲間や医業コンサルタントに話すと、大反対されました。「『いつでも診る』はいいとしても、『なんでも診る』はやめたほうがいい」「医師は専門で勝負するべき」などと言われたのです。反対意見を集約すると、「専門が何かわからないクリニックには患者さんが来ないから、経営がうまくいかない」ということでした。

しかし、私の考えは揺らぎませんでした。「いつでも、なんでも診るクリニックを必要としている人は、たくさんいる」という確信があったからです。

クリニックの名前も、本当は「きくちなんでもクリニック」と名づけたかったくらいです。さすがに格好が悪いのでやめましたが、その代わりに「いつでも、なんでも、だれでも　まず診る　総合診療クリニック」をモットーにしました。

診療科を問わず、なんでも診る医師のことを「総合診療かかりつけ医」と名づけたのも開業時のことです。そして、その第1号を自分としたわけです。

もっとも私のことを「かかりつけ医」とするかどうかは患者さんが決めることなので、自分で名乗るのはおかしなことかもしれません。ですが、できるだけ多くの患者さんに「かかりつけ」として頼ってほしい、という気持ちを込めて名づけました。

開業してすぐに私は、「自分の考えが間違っていなかったこと」を確信しました。「はたして患者さんが来てくれるだろうか」と心配する間もなく、外来にやって来るその数が右肩上がりに増えていったからです。開業初日は約70人、そこからしばらくは一日40～50人の患者さんが受診し、開業月の日曜日は平均100人に。現在は一日当たり300～400人が来院しています。

専門医もやりがいを感じる「総合診療クリニック」

当初は私が一人で診療をしていましたが、すぐに医師を募集する必要に迫られ、私の信念に共感してくれた総合診療医（現副院長）との二人体制になりました。さらに増える患者さんに対応するために、整形外科医、脳神経外科医、小児科医などの医師が「ぜひ働きたい」と手を挙げてくれました。2024年6月現在、10人が非常勤で診療にあたるチーム体制ができています。

私と副院長は診療科に関わらずどんな患者さんも診ますが、診療をするなかで「専門医に診てもらったほうが適切な診療ができる」と思われるケースがあります。例えば慢性腰痛の患者さんで、全身の病気がなく、画像検査などでも問題がなければ私が主治医として診ていくことが可能ですが、リウマチが疑われる場合には専門の治療が必要なので、整形外科の専門医に診てもらうほうがいいのです。そういうケースでは、当院にいる整形外科医に診てもらうことになります。

私のクリニックに来てくれる非常勤の整形外科医、脳神経外科医、小児科医たちは、患者さんとの距離が近く、じっくり話ができるクリニックならではのやりがいがあると言ってくれます。病院では紹介状を持参してくる、すでに病名がついた患者さんがほとんどですが、クリニックでは病院で遭遇することのない、初期診療の患者さんを診ることができます。そのような患者さんを診察し、診断をつけることは、医師にとって大きな学びになります。このようにクリニックで得たものは、病院での診療にも生かされることでしょう。

総合診療クリニックは、もっと増える必要がある

開院直後は目の前の患者さんを診ることで手一杯でしたが、2年ほどたって時間に余裕ができてくると、ある考えが浮かぶようになりました。

「これだけ患者さんが集まる理由は『いつでも、なんでも、だれでも　まず診る　総合診療クリニック』が不足しているためではないか。そうだとすれば、同じように困っている患者さんのために、同じスタイルのクリニックをほかの地域でもっと増やせないものだろうか……」

少々傲慢に聞こえるかもしれません。けれども、私はクリニックに来る患者さんから、「どこで診てもらえばいいのか困っていたので、（診てもらうことができて）助かった」「休みの日に体調を崩して、すごく不安だった。ここが開いていて本当によかった」といった声を何度も聞いていたのです。

また、患者さんのなかでも多くを占める高齢者を診ていて、「いつでも、なんでも、だれでも　まず診る　総合診療クリニック」が増えないままでは、このような高齢の患者さんが路頭に迷うことになるという危機感を持つようになりました。高齢者は突然不調になることや、複数の病気を併せ持つことが多いからです。

日本では急速に少子高齢化が進んでいます。よく知られたところでは「2025年問題」があります。約800万人いる団塊の世代が後期高齢者（75歳以上）になり、国民の5、6人に1人が後期高齢者という超高齢化社会を迎えるのが2025年です。出生率が上がるなど、状況が変化しない限り、「2030年問題」さらに「2040年問題」とも呼ばれる現実が迫ります。2040年には約3人に一人が65歳以上になると試算され、認知症患者も激増することが明らかです。

高齢の方が増えて、長生きするのはよいことです。人生100年時代と言われ、政府も健康な高齢者にはどんどん仕事をしてもらおうと算段しています。

しかし、高齢者は自立できる人ばかりではありません。加齢とともに足腰の衰えや認知機能の低下は避けられません。複数の病気を抱えることも多くなりますが、足腰が弱ってくれば「今日は内科、明日は整形外科」と幾つものクリニックに通うことは難しくなります。一人暮らしであれば、休日や夜間に体調を崩しても、家族などが来るまで救急外来に連れて行ってもらうこともできないケースが多いでしょう。

その結果、救急車が呼ばれるケースが今よりももっと増え、病院の機能は麻痺します。しかも、２０２４年４月に「医師の働き方改革」も始まりました。そのしわ寄せで搬送の受け入れ先が見つからず、救える命を救えないケースも出てきそうです。

いつでも、なんでも、だれでも　まず診るクリニックが足りない！

厚生労働省は２０２５年を目途に「地域包括ケアシステム」の構築を進めてきました。地域包括ケアシステムとは、高齢者の尊厳の保持と自立生活の支援を目的に、可能な限り住み慣れた地域で、自分らしい暮らしを人生の最期まで続けることができるように、介護サービスから訪問診療、訪問看護、リハビリテーションなどについて、包括的に支援・サービスを提供する体制のことです。

高齢で独居の人も、認知症のお年寄りも、地域で安心して暮らせるためには、まず、通える範囲にかかりつけ医が必要です。できれば、すべての初期診療を一つのクリニックで受けられることが望ましいでしょう。

しかし、今でさえかかりつけ医の数が不十分です。さらに地方を中心に奮闘している開業医が、自身の高齢化や継承者の不在という理由で次々と閉院しています。このままクリニックの数が減ってしまっては、２０４０年に地域医療は崩壊してしまう可能性があります。「地域包括ケアシステム」の実現など、望むべくもありません。

そうならないためには、「いつでも、なんでも、だれでも　まず診る　総合診療クリニック」がどうしても必要なのです。残された時間は多くありません。

私は居ても立ってもいられなくなりました。そこでブログを開設し、外科も含めて、なんでも診る診療能力を身につける「総合診療かかりつけ医」を養成する必要性を訴えたのです。さらに、若い医師には開業を呼びかけました。

もちろん、クリニックの開業は簡単ではありません。まず、資金が必要です。ＣＴやＭＲＩといった検査機器を備えるとなれば、一般的な開業費用の2倍近い資金が必要になります。それを考えると躊躇するのも頷けます。

また、医師は開業を考えるにあたって「たくさんの患者さんに来てほしい」という願いと同時に、「しっかり休みたい」という気持ちもあります。ワークライフバランスの実現です。医師も人間ですから、「いつでも診る」に二の足を踏むのは仕方ありません。

ですが、ワークライフバランスをとりながら、クリニックを開くことは不可能ではありません。実際、私のクリニックはこのスタイルで回していて、私も副院長も休みをしっかり取っています。過重労働になることはありません。

同じ志を持つ全国のクリニックと連携したい

2023年から、志を同じくする医師とこの活動を展開していきたいと、総合診療をおこなっているクリニックをインターネットで調べては連絡をとり続けてきました。外科や救急までやっているクリニックに限定すると数が少なくなってしまうので、限定しませんでした。内科を中心に「なんでも診る」体制を整えて診療しているクリニックを探したところ、全国で20軒ほどが見つかり、連絡をとることができました。そのうちの幾つかのクリニックとは連携して、これからクリニックを開業したいと思っている医師に情報提供をしたり、クリニックに研修に来てもらったりなど、院長同士で地域医療を守るための活動ができるのではないかと考えています。

医師の働き方改革がスタートした今だからこそ、スマートに、クールに、「いつでも、なんでも、だれでも　まず診る　総合診療クリニック」を若い医師たちが各地で展開していくことを強く願いながら、この本をまとめています。救急疾患を勉強し、さらに一般的な病気を勉強して、総合診療クリニックを開業しましょう。一人でやるのではなく、複数の医師でやればいいのです。さらに近隣の総合病院と顔の見える関係を築き、患者さんをクリニックから病院へスムーズに紹介すればいいのです。

ご一緒に、患者さんを地域医療で守っていきましょう。

第1章

かかりつけ医が日本で広がらない現状

たくさんの「総合診療クリニック」と、そこで働く医師を日本中に増やすには、まずその必要性を知ってもらわなければいけません。この章では「かかりつけ医」が広がらない理由を探り、外国の事情も紹介しながら、問題を考えていきます。

厚生労働省のいう「かかりつけ医」とは何か？

一般の人に「あなたには、かかりつけ医がいますか？」と尋ねたら、どんな答えが返ってくるでしょうか。もちろん人それぞれ違うでしょうが、「風邪をひいたら歩いて3分の内科に行くけど、花粉症の季節にはその先の耳鼻科に行く。1年に1回の健康診断には一駅先のレディースクリニックに行く。どれもかかりつけ医と言えばかかりつけ医だけど……」という曖昧な答えも多そうです。

厚生労働省は一般の人に向けて、「上手な医療のかかり方」について情報を発信しています。そこには「かかりつけ医」とは何か、ということも紹介されています。[*2]

かかりつけ医とは、

1 健康に関することを何でも相談できる
2 必要な時は専門の医師・医療機関を紹介してくれる

3 身近で頼りになる医師

あらためて問いますが、皆さんの勤務する病院やクリニックは、この3点を満たしていますか？ 研修先の医療機関は、この条件に当てはまっていますか？ さらに、そこはあなたの家族が病気になったときに自信を持って紹介できる医療機関であり、かかりつけ医になり得ますか？

現状から目をそらさずに考えてみてください。すべての条件に当てはまる医師は極めて少ないはずです。

「それは仕方がないよ。医師は自分の専門分野をしっかり診るのが仕事だから」と言いたくなるかもしれません。

しかし、開業するのがこのような医師ばかりだったら、患者さんはかかりつけ医が見つけられず困ってしまいます。現実に多くの患者さんが、病気ごとに幾つものクリニックに通院しながら、「私の本当のかかりつけ医は誰だろう？」と訝しく思っているケースは多いのです。

そういう患者さんは複数のクリニックにかかっている分、トータルで受ける検査の数も多くなるので、医療費も多く支払っています。結果的に医療費の問題を加速させています。

複数のクリニックで受診している人が、「病名がわからないから、どこに行けばいいかわからない」ような体調不良が起きたときに、「ここかな?」と思っていつも受診しているクリニックに行ったところ、「うちでは診られない」と断られてしまう……、このようなことは日常茶飯事です。

医師がみんな断ってしまったら、最終的に誰が診るのでしょうか。

「どんな症状でも、まず診察」する真のかかりつけ医が必要です。

患者さんの健康を守るのが医師の仕事です。そして患者さんにとっては、まずは近くのクリニックで受診するのが理想でしょう。そこから診察・治療がスタートするのです。

にもかかわらず「かかりつけ医がいない」「かかりつけ医が誰かわからない」「自分（患者さん）はかかりつけ医だと思っていたのに、医師のほうはそう思っていなかった」という事態が蔓延しています。医学生、研修医の方々、これから開業しようと思っている医師の皆さんは、この実情をよく考えてほしいと思います。

「なんでも診る」「いつでも診る」医師こそが、厚生労働省のいう「かかりつけ医」ではないでしょうか。

あちこちの不調を抱える高齢者が直面する現実

あなたの地域に住む、次のような高齢者の姿をイメージしてください。

75歳、一人暮らしの男性。高血圧・脂質異常症で2カ月に1回、内科クリニックに通院している。ほかに、腰痛で整形外科クリニックに月1回、過去に軽い脳梗塞になったことがあるので経過観察として脳神経外科クリニックに月1回、白内障など眼の病気の定期検診のために眼科クリニックに月1回通院している。最近は少しもの忘れも出てきて不安がある。歩くときに膝が痛くなってきた。運転免許証はすでに返納し、通院は歩きやバス。子どもは遠くに住んでいる。

さて、この状況で私から幾つか質問するので、考えてみてください。

Q「なんとなく体調が悪い」場合、男性はどこのクリニックを受診すると思いますか？
Q「なんとなく体調が悪い」のに、いつも通院している内科で「異常なし」と言われたら、男性はどうすると思いますか？
Q もの忘れが進行して今より心配になってきたら、男性はどこに行くと思いますか？
Q 不調があって受診をしたいいつもの内科で「検査が必要ですね。でもうちではできないので、○○病院に紹介状を書きます」と言われ、その病院が遠くにあった場合、男性は一人で行くことができると思いますか？
Q 夜間や休日に持病の腰痛が急に悪化したら、男性はどうするでしょうか？　いつもの整形外科でレントゲンを撮影して、「異常はない」と診断され、痛み止めを処方されたものの、よくならないと感じたときにはどうするでしょうか？

Q　腰や膝の痛みで四つのクリニックに思うように通院できなくなったら、男性はどうすると思いますか？

Q　いつも通院している内科の院長先生が高齢などを理由に急に閉院したら、男性はどうすると思いますか？

矢継ぎ早に問われて不快になってしまったら申し訳ないのですが、この問いに「たしかに、こうなったら不安だろうな」「どうしたらいいか、わからないだろうな」と思った方も多いはずです。

これこそが、今の、そして医療体制が変わらなければ10年後、20年後も変わらない日本の地域医療の光景です。複数のクリニックに通院し、普段と違う不調が起きたときに「どこに行ったらいいか」「どうやってそこにたどり着けるか」困る人が溢れる事態があるのです。

「いつでも、なんでも、だれでも　まず診る　総合診療クリニック」が自宅の近くにあれば、こういう問題を減らすことができます。今すぐ全国にそういうクリニックを増やす必要があると提言しているのは、このためです。専門クリニックも大事ですが、それ以上に、人を診る、総合診療かかりつけ医のほうが大事なのです。

国が描くかかりつけ医、患者が求めるかかりつけ医

約40年前に、国は高齢化社会を迎えるにあたって、なんでも診療する「家庭医」の育成に取り組もうと、旧厚生省で検討会を始めていました。けれども日本医師会の反対などがあり、取り組みは頓挫してしまったのです。反対の理由ははっきりわかりませんが、すでに開業している医師への配慮などもあったと思われます。

時がたち、厚生労働省は2015年に「保健医療2035提言書」を公表しました。そこには「総合的な診療を行うことができるかかりつけ医のさらなる育成が必須であり、

今後10年間程度ですべての地域でこうした総合的な診療を行う医師を配置する体制を構築する」とあります。地域に密着した「総合診療かかりつけ医」が全国に必要なことは、国も認識しているのです。

「かかりつけ医を持ちましょう」

国や地方自治体のホームページにも、このような文言が並んでいます。医療機関にはそれぞれの規模や設備や機能に見合った役割を果たすことが求められ、患者さんには軽い症状の場合はまず「かかりつけ医」にかかり、重篤な症状の場合は大病院に紹介してもらうことが勧められています。

ここであらためて、かかりつけ医とはどのような医師なのかを考えてみましょう。

厚生労働省はかかりつけ医を「健康に関することをなんでも相談できる上、最新の医療情報を熟知して、必要な時には専門医、専門医療機関を紹介でき、身近で頼りになる地域医療、保健、福祉を担う総合的な能力を有する医師」と定義しています。

「日本医師会・四病院団体協議会合同提言」も同様の内容を定め、さらに「かかりつけ医機能」としてかかりつけ医の役割もまとめています（次ページ）。

いずれも、かかりつけ医であればすべてやらなければならない役割ですが、私から見ると、極めて現実味に乏しい文言ばかりが並んでいます。

例えば、私が下線を引いた「自己の専門性を超えて診療や指導を行えない場合には、地域の医師、医療機関等と協力して解決策を提供する」です。もし、これがどこのクリニックでもできていれば、私が「総合診療かかりつけ医の必要性」について声を上げる必要はありません。

現実は多くのクリニックで、「うちでは診ることができない」と門前払いをしたり、長く通院しているのに病状がよくならない患者さんから「違う病気ではないか」「詳しい検査を受けたい」と相談されても別の病院に紹介しなかったりするケースがたくさんあります。私はそのような患者さんの声を毎日のように聞いています。

「かかりつけ医」とは（定義）

なんでも相談できる上、最新の医療情報を熟知して、必要な時には専門医、専門医療機関を紹介でき、身近で頼りになる地域医療、保健、福祉を担う総合的な能力を有する医師。

「かかりつけ医機能」

- かかりつけ医は、日常行う診療においては、患者の生活背景を把握し、適切な診療及び保健指導を行い、自己の専門性を超えて診療や指導を行えない場合には、地域の医師、医療機関等と協力して解決策を提供する。（下線は筆者）
- かかりつけ医は、自己の診療時間外も患者にとって最善の医療が継続されるよう、地域の医師、医療機関等と必要な情報を共有し、お互いに協力して休日や夜間も患者に対応できる体制を構築する。
- かかりつけ医は、日常行う診療のほかに、地域住民との信頼関係を構築し、健康相談、健診・がん検診、母子保健、学校保健、産業保健、地域保健等の地域における医療を取り巻く社会的活動、行政活動に積極的に参加するとともに保健・介護・福祉関係者との連携を行う。また、地域の高齢者が少しでも長く地域で生活できるよう在宅医療を推進する。
- 患者や家族に対して、医療に関する適切かつわかりやすい情報の提供を行う。

「医療提供体制のあり方　日本医師会・四病院団体協議会合同提言」

2013年8月8日　日本医師会・四病院団体協議会

一方、医療機関にかかる患者さん側は、どのような医師を「かかりつけ医にしたい」と考えているのでしょうか。内閣府による世論調査（2019年）では、全国18歳以上5000人の男女を対象に「かかりつけ医に求める要件」を尋ねています。「かかりつけ医」を選ぶ際に重視していることは何か聞いたところ、1位「病状、治療内容など、分かりやすく説明をしてくれる医師」、2位「かかりつけ医が治療できない病気が見つかった場合、専門の医療機関などを紹介してくれる医師」、3位「話を十分に聞いてくれる医師」となりました（次ページ）。

この調査結果が「日本医師会・四病院団体協議会合同提言」にある「かかりつけ医機能」（前ページ）と異なるのは、「医師のわかりやすい説明」など「医師とのコミュニケーション」が重視されている点です。日本医師会による提言はおそらく日本医師会の主な会員である開業医に向けた文言なので、抽象的な表現を使わなかったのかもしれません。けれども、医師であれば誰でも身につけてほしいこの要件を、提言のどこかに入れていただきたかったと私は思います。

かかりつけ医に求める要件（%・複数回答）

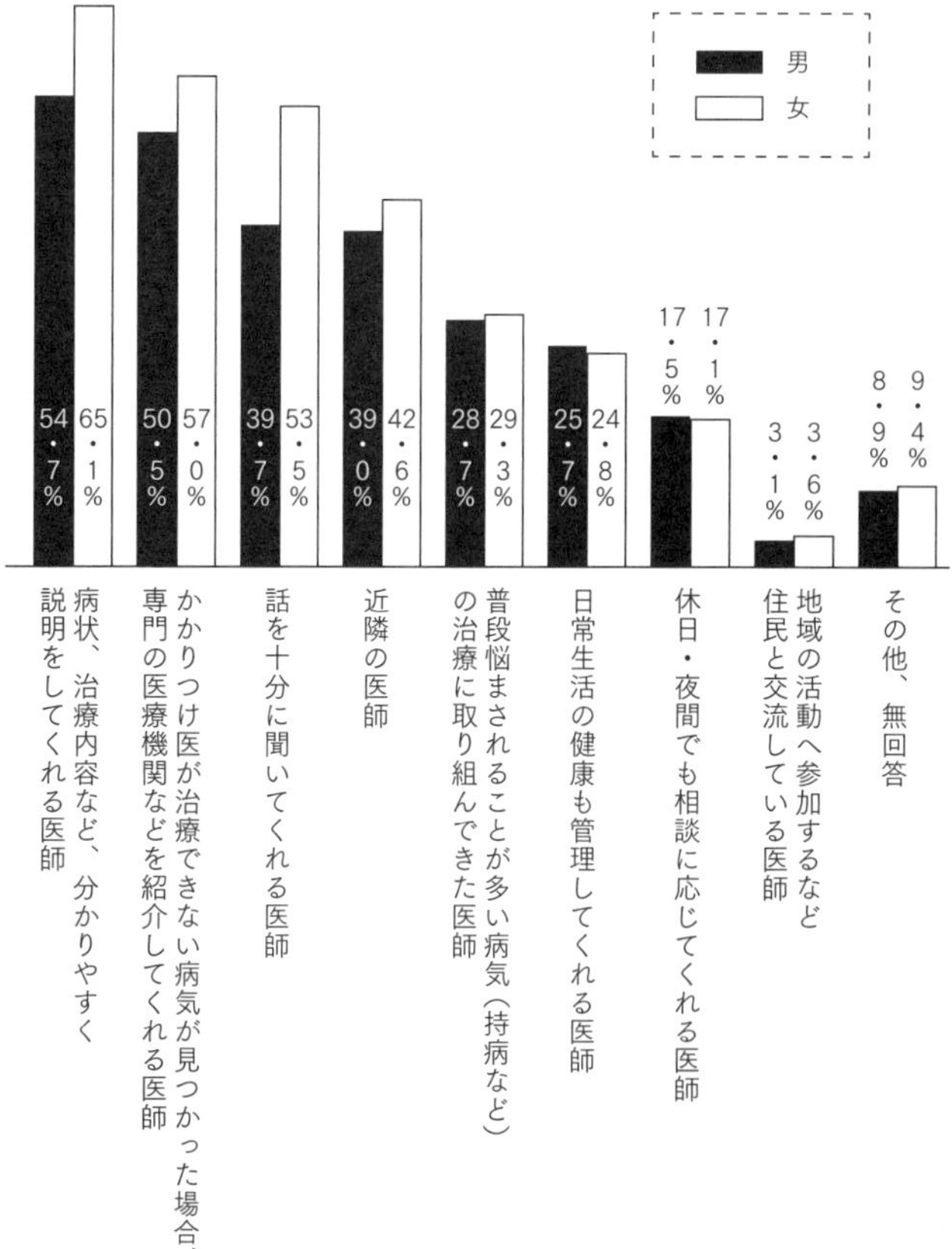

総数：2803人（男1286人・女1517人）
「医療のかかり方・女性の健康に関する世論調査」（内閣府）

必要なのは「ほうっておけない！」というマインド

私が「かかりつけ医にとって何より大事」だと思うのは、「目の前の患者さんを助けたい」「困っている患者さんをほうっておけない」というマインドです。「自分が地域の人々の健康を守らなければならない」という思いです。

本来、医師であれば、誰もがこのマインドを持っているはずです。このマインドがあるからこそ、医師の仕事にやりがいを感じるはずなのです。

患者さん側がかかりつけ医に求める要件の1位「病状、治療内容など、分かりやすく説明をしてくれる医師」（全体で60・3％）と3位の「話を十分に聞いてくれる医師」（全体で47・2％）は、患者さんにとって医師への信頼を築く要件でもあります。

医師が患者さんの訴えに耳を傾け、病気の診断や治療方針についてしっかり説明するのは当然のことです。インフォームドコンセントやSDM（シェアード・ディシジョン・メイキング：医療における共有意思決定）の考え方が普及してきていることもあって、きちんと取り組んでいる医師は多いと思います。

一方、2位となった「かかりつけ医が治療できない病気が見つかった場合、専門の医療機関などを紹介してくれる医師」（全体で54・0％）については、しっかりできている医師はわずかだと思います。

実例を紹介しましょう。当院を受診された80代の女性のケースです。

その女性は50代くらいの娘さんに連れられて来院しました。私に状況を説明したのも、その娘さんです。

女性は一人暮らし。普段から3カ所のクリニックに通っていました。「高血圧で内科」「腰痛で整形外科」「不眠症で精神科」。高齢者にはよく見られるパターンです。車で20分ほど離れた場所に暮らす娘さんが、ときどき様子を見に行っていました。

その日、家を訪れたときのお母さんは、いつもと違って元気がなかったと言います。「よく話す母なのに、あまりしゃべらず、私の話にも反応しない。声も小さく感じました。手も動かしにくい感じでした」と言います。

娘さんはまず、内科のクリニックに連れて行きましたが、そこでは「うちで対応できる症状ではない」と言われてしまいました。困った娘さんはお母さんを車に乗せて、ほかの二つのクリニックを回りましたが、いずれも「うちの専門ではない」という理由で診てもらえませんでした。困った末、インターネットでうちのクリニックを見つけてやって来たのです。

脳をMRIで撮影したところ、脳梗塞を発症していることがわかりました。すぐに救急車を呼び、大きな病院に搬送しました。幸い発見が早かったため、治療で症状は改善。目立った後遺症もなく、退院することができました。

高齢者は寒さや暑さに鈍感だといわれるように、自身の体の変化に気づきにくいのです。そのため、救急科では「とにかくあらゆる検査をすることが大事」だといわれています。この女性は元気がなく、手も動かしにくいという症状からMRI検査をしたのですが、MRIを含めた検査装置を導入してよかったと思った出来事でもありました。

私が気になったのは、患者さんが三つのクリニックのどこでも診てもらえなかったという事実です。他院への紹介状を書いてくれるところもありませんでした。娘さんも「どこも普段かかっていたクリニックだったのに……」とショックを受けていました。

もちろん実際の事情はそれぞれのクリニックの医師に聞いてみないとわからないのですが、患者さんにとっては3軒ともかかりつけ医であり、いざというときの頼りにしていたでしょうに、残念ながらそのようにはならなかったわけです。

かかりつけ医であれば、「まず診る」ことが大事です。診察をせずに、受付で門前払いをするなどあってはならないことだと思います。診察をして専門病院のほうがいいと判断したときでも、「ここでは診られないから、自分で探してください」「私は専門ではないので、ほかに行ってください」などと言うのもあってはならないことです。これでは患者さんは不安になるだけ。かかりつけ医として失格です。

とはいえ、医師側にも言い分はあるでしょう。医師が内科出身であれば、怪我は診ることができないでしょうし、逆に外科出身であれば、もの忘れの患者さんは診ることができない現実があります。

しかし、かかりつけ医であれば高血圧も糖尿病も、頭痛や胸痛、腹痛も、もの忘れも怪我も、不眠症もストレス障害も、花粉症もじんましんも、ちょっとした相談でも、家族の相談でも、なんでもまずは診察するべきです。内科も外科もありません。そういう「かかりつけ医」が育つように、国も大学も若い医師を教育・養成しないといけないのです。

かつては日本にも「かかりつけ医」が存在した

「かかりつけ医を持ちましょう」

昭和40年代、１９７０年代あたりまでは、このようなことを言われなくても、安心してかかれるクリニックが近くにありました。当時は「診療所」「医院」という名称だったところも多いと思います。一般の患者さんは、医師を「町医者」とも呼んでいました。

多くの医師が、時間外でも当たり前のように患者さんを受け入れていました。つまり、「いつでも、なんでも、だれでも　まず診る　総合診療クリニック」は当たり前のように存在していたのです。自宅で開業している医師が多く、深夜に患者や家族から「診てほしい」とドアをたたかれて起き、診療をする光景は珍しくありませんでした。電話をかけると医師が自宅まで往診してくれることも普通だったのです。

その後、医療技術が進歩し、大学病院を中心とした総合病院で専門性の高い治療が受けられるようになりました。日本経済が右肩上がりとなり、遠方に時間をかけて行ってもかまわない、待たされてもいいから、より高度な医療を大きな病院で受けたいという人が増えました。

いわゆる大病院志向となり、総合病院や大学病院の待合室は、朝から診療待ちの人で溢れ返る状態になりました。軽い風邪で訪れる人もたくさんいて、病院でなければ対応できない患者さんが、その中に埋もれる形になってしまいました。

そこで、2015年（平成27年）5月に成立した医療保険制度改革関連法案で、紹介状なしで大病院を受診する患者さんからは、特別の料金を徴収することになりました。現在、初診では7000円（歯科は5000円）以上、再診では3000円（歯科は1900円）

以上の特別料金がかかります。

「大病院は救急や重い症状の患者さんの治療を担う医療機関です。軽症で医療機関にかかるときには身近なクリニックに行きましょう」というわけです。こうした背景から、普段からさまざまな不調に対応してくれ、必要な場合には適切な病院に紹介状を書いてくれる存在として、「かかりつけ医を持ちましょう」と言われるようになったのでした。

コロナ禍で問題になった「かかりつけ医」トラブルを忘れてはいけない

そしてコロナ禍をきっかけに、「かかりつけ医」は違った意味で注目されました。普段から通院して「かかりつけ」だと思っていたクリニックなのに、「コロナが疑われる」だけで診てもらえないという事態が起こったのです。院内で感染が広がったときの風評被害が怖い、などが理由でした。日本には10万軒以上もクリニックがあるのに、診療難民が溢れました。

最初の頃はコロナウイルスの正体がわからなかったために、仕方のない面はありました。ですが、感染力の強さや感染経路がわかってきた後は、医師であれば誰もが身につけている感染症についての基礎知識があれば、感染防御の対策をとりながら診療を再開できたはずです。

コロナのワクチン接種が始まってからは、もっと困った事態が起きました。多くの地域で、集団接種ではなく、かかりつけ医のところでもワクチンを受けられるようになったのですが、近くのかかりつけ医で予約しようと電話をしたところ、「うちはあなたの『かかりつけ医』ではないから」と断られたケースが数多く報道されました。

実際、私のところにも「風邪をひいたときに何度か受診しているクリニックに予約の電話をかけたところ、応対したスタッフから『今、持病があって通院しているわけではないから』ということを理由にワクチン接種を断られてしまった」という話が入ってきました。

クリニックが断った理由には、ワクチン業務の煩雑さがあったと思います。ワクチンは適切な温度での管理が必要で、保存期間も決まっています。当初は専用の冷蔵庫で厳格な温度管理が必要でした。「電源が抜けたことで貴重なワクチンが使用できなくなった」などのニュースを覚えている人もいることでしょう。

当時、神奈川県では1日ごとにワクチンを自治体に発注し、入荷した分をできるだけすみやかに、無駄なく使い切る必要がありました。スムーズにやろうとすれば、接種する患者さんの数は「できるだけ少なく」となってしまうのです。

ですが、このようなときこそ地域の人たちのニーズに応えるのが「地域のクリニック」ではないでしょうか。集団接種会場に行けば誰でもすぐに受けられると言われましたが、高齢者はそうはいきません。できるだけ自宅近くの、顔見知りのクリニックで接種したかったはずです。ですが、そのニーズに応えようとする気概のある医師は少なかったのです。

このように、コロナ禍以前は「一人でも多くの患者さんに来てほしい」と思っていたはずの医師が、手のひらを返したように受診を拒否する姿を見て、「日本のかかりつけ医は恥ずかしくないのだろうか」と思っていました。「新型コロナウイルス感染症対応に関する有識者会議」による報告でも、こうしたさまざまな問題が報告されています。[*3]

コロナ禍のこうした問題もあり、「かかりつけ医」について再度、議論されることとなりました。厚生労働省や日本医師会では、かかりつけ医機能やかかりつけ医がどうあるべきかの議論を２０２２年から断続的におこないましたが、結果として２０１３年に定められた「かかりつけ医機能」（47ページ）はそのままに、その機能を強化していくことが決まりました。具体的には国民や患者さんがかかりつけ医機能を担う医療機関を探しやすくするために、医療情報の提供内容について検討するなどです。

正直に言って、かかりつけ医機能の強化がうまくいっているとは私には思えません。といっても、厚生労働省や医師会が定義してきた「かかりつけ医機能」の内容は、誰が見ても、「理想的」なものだと思います。

私が考えるクリニックのあり方とも１００％等しく、なかでも、１番目の「かかりつけ医は自己の専門性を超えて診療や指導を行えない場合には、地域の医師、医療機関等と協力して解決策を提供する」（抜粋）、２番目の「お互いに協力して休日や夜間も患者に対応できる体制を構築する」（抜粋）を実行するクリニックが増えれば、それは、私の目指す「いつでも、なんでも、だれでも　まず診る　総合診療クリニック」を増やすこととなんら違いはありません。

けれども残念ながら、前述した患者さんのケースでも明らかなように、現実問題として「かかりつけ医機能」がうまく広がっているとは言えません。どうやってかかりつけ医機能をしっかりと担うクリニックを増やしていくかが大きな課題なのです。

かかりつけ医のステイタスが高い外国の制度

診療科別の医療が根づいている日本では、医師であっても「総合診療かかりつけ医なんてできっこない」「浅く広くしか診られないから中途半端な医療になってしまう」などと思われるかもしれません。しかし、海外に目を向ければ、すでに総合診療ができる医師が当たり前に存在している国がたくさんあります。

なかでもよく知られているのがキューバです。

かかりつけ医の重要性に早くから気づいていたキューバでは、1959年の革命後に「家庭医制度」を採用しました。「家庭医」とは文字どおり家族ぐるみで最初にかかる医療機関のことで、海外では広く認知されています。診療科に関わらず、なんでも診るのです。

キューバでは家庭医が一人当たり120家族を担当します。より専門的な医療を必要とする場合には、その家庭医が所属する「地区の診療所」に送られます。一カ所の地区診療所は、20～30の家庭医の患者を担当します。

そこでも対応できない場合には、さらにその上の「地域の総合病院」へ紹介するシステムになっています。また、地区ごとに24時間対応する救急施設もあります。ここで「いつでも診る」体制ができているわけです。

このようにキューバでは、重症度に応じた役割が、医療機関や専門性の違いによって分担されていて、家庭医を入り口にそのルートが決まっています。

また、ヨーロッパの医師は、病院の医師である「specialist（専門医）」と、診療所の医師である「general practitioner（一般医、ＧＰ）」の２種類に大別され、後者が家庭医の役割を果たしています。

イギリスでは全国民が家庭医を登録し、不調や病気になると、まずは家庭医を受診します。そこでより専門的な医療が必要だと判断されると、専門医のいる病院に紹介されます。家庭医の紹介がなければ、別の病院にかかることはできません。

オランダもイギリスと並んで、ヨーロッパでは家庭医の先進国といわれています。ほぼすべての国民が近所にある家庭医に登録されて、具合が悪くなれば夜間でも休日でも、登録している家庭医を受診することができます。

なお、イギリスもオランダも１９７０年代に国の主導で、家庭医になるためには専門研修を修了しなければならないと決められ、全国の大学に専門研修をおこなう講座が設置されました。

フランスでは２００５年７月に「かかりつけ医制度」が導入されて、自分のかかりつけ医を登録することが義務になっています。かかりつけ医は患者さんが自由に選ぶことができ、病院の医師も対象になっていますが、98%の人は一般医（開業医）から選んでいます。

なお、フランスでは病院を受診したい場合、かかりつけ医からの紹介が基本で、紹介状なしに受診すると日本のように医療費がかかります。ただし、小児科、精神科、産婦人科、眼科、歯科は例外で、直接受診してかまわないことになっています。

ドイツではかかりつけ医を登録する義務はありませんが、国民の約90%がかかりつけ医を持っていて、9割の病気はかかりつけ医で解決できているという報告があります。かかりつけ医の紹介がなく総合病院を受診した場合は、10ユーロ（1ユーロ160円として、日本円で1600円）の負担が必要です。

家庭医によるプライマリ・ケアの進んでいる国では、家庭医のステイタスが高く、「診療科の壁を超えてすべてを診ることができる高い知見を持った医師」として一目置かれています。

アメリカでも専門研修を受けた医師が「家庭医」として認定されていて、そうでない「一般医」と区別されています。

もちろん、私はキューバや欧米の仕組みがそのまま日本に当てはまるとは思っていません。日本の国民皆保険制度は、デメリットもありますが、誰もが安いコストで医療を受けられる素晴らしいシステムです。このよいシステムは維持したまま、限りある医療資源をどう有効に使うかを考えることが必要です。

第2章

医療崩壊を救う「総合診療かかりつけ医」

この章では「いつでも、なんでも、だれでも　まず診る　クリニック」を早急に増やさなければいけない背景について、より詳しくお話しします。課題となっている「医療費」の問題も含めて考えていきます。

約3人に一人が高齢者になる2040年

「いつでも、なんでも、だれでも　まず診る　総合診療クリニック」を早急に増やさなければいけない背景として、急速に進む少子高齢化があります。2025年には団塊の世代の多くが75歳を迎え、一気に高齢者人口が増えることから「2025年問題」と呼ばれていますが、最近では「2040年問題」、さらに「2050年問題」などと呼ばれる深刻な未来予測が指摘されるようになりました。

これらのなかで、医療者の私が一番スルーできないのは「2040年問題」です。政府の推計では「約3人に一人が65歳以上の高齢者」になります。100歳以上の方が、今の約9万5000人から30万人になるとも試算されています。

厚生労働省が2024年5月8日に発表した統計は、もっと衝撃的でした。「認知症施策推進関係者会議（第2回）」において発表された「認知症及び軽度認知障害の有病率調査並びに将来推計に関する研究*4」で、2040年に認知症患者が約584万人、認知症予備群とされる軽度認知障害（ＭＣＩ）患者が約６１３万人に上るという推計が公表されたのです。65歳以上の高齢者のうち、およそ３人に一人は認知症かＭＣＩになると試算されました。

これは九州大学大学院医学研究院の二宮利治教授（衛生・公衆衛生学分野）が中心となって、２０２２年から２０２３年にかけて、福岡県の久山町、石川県七尾市中島町、愛媛県伊予市中山町、島根県の海士町《あま》という、全国を股にかけた４地域で「認知症患者の有病率」を調べた結果から導き出された試算です。会場調査や訪問診察を併用して、対象となった患者をもれなく調査する「悉皆《しっかい》調査」でした。

４地域で調査対象となった65歳以上の７１４３人のうち６６７５人から回答を得て、そのうちの認知症患者の人数から有病率を算出しています。データを基に推計すると、全国の認知症患者は２０２５年に約４７２万人、２０４０年に約５８４万人、２０６０年に約６４５万人に増えます。ＭＣＩ患者は、２０２５年で約５６４万人、２０４０年に約６１３万人と推計されました。

急増するMCIの患者さん

ただし、認知症患者は厚生労働省による以前のデータでは「2040年に802万人に達する」とされていたので、約200万人減った計算です。調査を担当した二宮教授は、「成人の喫煙率減少や血圧のコントロールなど健康的な生活を意識したことで、認知機能低下の進行が抑えられたのではないか」と分析しています。

このニュースには、認知症を予防できる可能性が示唆されたことで希望もありますが、患者さんの数が右肩上がりに増えていく現実は避けられないでしょう。

MCIは、生活習慣の改善や周りのサポートなどによって、30%くらいが正常に戻る可能性のあることがわかっています。2023年12月に販売が始まったアルツハイマー病の進行を抑える画期的な治療薬「レカネマブ」の対象になるのも、MCIや軽度認知症です。

認知症患者さんが地域で安心して過ごせるためにも、自治体や介護に関わる人たちと連携して、患者さんを早期に見つけて治療につなげることも、私たちの大事な使命です。そうした患者さんがいつでも気軽に受診できるクリニックが地域に必要なのです。

私のクリニックには、認知機能が低下していると思われる高齢者が、一人でタクシーやバスに乗って来てくれることもよくあります。知り合いの医師から「（認知機能が低下していると）診察料がちゃんと払えない場合もあるのでは？」と心配されることがありますが、いまだにそのようなことはありません。

その人のペースに合わせて、ゆっくりお金をお財布から出してもらうのを待ちます。必要に応じて、スタッフがサポートします。難しい場合でも、ご家族に連絡をとれば、たいてい解決します。これも家族全員が当院をかかりつけ医にしてくれているおかげかもしれません。

介護申請をしていない患者さんであれば、ご家族に連絡したり、連携している地域包括ケアセンターに介護手続きを提案したりすることもあります。要介護になってもクリニックに安心して通ってもらえるように、バリアフリーのクリニックでスタッフ一同、温かく迎えます。この取り組みだけで、多くの患者さんが笑顔になってくれるのです。

一人暮らしの高齢者が急増する2050年

もう一つ、2024年4月12日に、厚生労働省の国立社会保障・人口問題研究所から衝撃的な数値が発表されました。「日本の世帯数の将来推計[*5]」というドキュメントで、これによれば、2050年には全5261万世帯の44・3%に当たる2330万世帯が一人暮らしとなり、そのうち65歳以上の高齢者が半数近くを占めることが示されたのです。しかも、一人暮らしの男性高齢者のうち、未婚者は2020年の33・7%から59・7%へ大幅に増え、女性は11・9%から30・2%に増えます。

これは現在の40~50代という未婚率の高い世代が高齢期に入ることを示しています。高齢者が急増するということは、怪我や不調などで医療機関にかかる人が増えるということです。一人暮らしの高齢者であれば、家族の支えなく一人で医療機関に行かなければばなりません。足腰が丈夫なうちはいいのですが、足腰が弱れば複数の病院やクリニックをバスやタクシーで行き来することになります。救急車を呼ぶ人も、今よりもっと増えるでしょう。

働き方改革で、地域医療にしわ寄せがくる

「日本の医療は、医師の長時間労働に支えられている」という現実が問題視され、2024年4月に「医師の働き方改革」がスタートしました。これにより、医師の時間外・休日労働は年960時間（月平均80時間）、地域医療が担えなくなる場合などは年1860時間までとなりました。

現在は診療科目によって、医師のなかでも勤務時間に大きな差があります。特に勤務時間が長い科として知られているのが、救急科、外科、産婦人科などです。緊急手術でスピードが重視されることもあり、夜中でも数人の医師が必要です。残業時間の上限が決まったことで当直日数を減らすなどの対応が迫られるため、病院に医師が不在だとし

て救急を断る病院も多く出てくるでしょう。

救急の現場では、人員不足による患者の搬送困難が増加すると考えられます。医師の時間外勤務が許されないと、夜間はさらに医師不足になります。夜間に救急車を呼んでも対応できる病院がなく、たらい回しになることが今まで以上に多くなると思います。

『西日本新聞』（2024年4月1日ウェブ配信）に、「24時間診療見直しの波『医師の働き方改革』スタート」と題する次の記事が載りました。


病院などで働く勤務医の時間外・休日労働に上限を設ける「医師の働き方改革」が1日に始まる。救急や外科を中心とした医療現場の過重労働の解消が叫ばれる中、地域医療にしわ寄せが出る懸念もある。九州では休日・夜間の診療態勢を見直した自治体や、地域医療機関への医師の派遣を一部中止した病院もある。これまでのように、いつでもスムーズに受診できるとは限らなくなってきた。

福岡県筑豊地域の飯塚市、嘉麻《かま》市、桂川町では1日から、飯塚市立病院が小児科の休日・夜間診療を開始する。主な対象は急な発熱や体調不良の子どもたち。これまで担ってきた医療機関2カ所のうち飯塚急患センターは休診し、飯塚病院救命救急センターは入院を必要とするような重症者の対応に特化する。

　診療態勢変更の背景には医師の働き方改革がある。「これまでのような診療を維持することは難しくなる」。市によると3年前、飯塚病院から相談があった。医師の労働時間が制限されるため、休日・夜間診療に従来の人手を割けなくなったという。


　休日診療所は、地方自治体が運営し、開業医や大学病院の勤務医の協力で成り立っています。

　ところが大学病院は、自分のところの医師を確保するために、地域の医療機関に派遣していた医師を引き上げ始めています。開業医の高齢化に加えて、働き方改革で大学病院から派遣されなくなると、このような休日診療所はなくなっていきます。結果、この記事のように市立病院が、休日診療を担当することになるのでしょう。

　厚生労働省が公表した「第4回医師の働き方改革の施行に向けた準備状況調査（令和

5年6月〜7月）」[*6]によると、2024年4月時点で、医師の引き上げにより診療機能に支障が出る医療機関は、全国で30におよぶことが見込まれています。

休日診療や夜間診療が足りなくなった分、受診する場がなくなった患者さんを診るのは、私たちクリニックの医師だと思います。だからこそ、「いつでも、なんでも、だれでも　まず診る　総合診療クリニック」の普及が急務なのです。

病院の統合・再編が加速してクリニックは姿を消す

市立病院などの自治体病院は、民間が手がけない不採算部門にも取り組んで地域医療を守っています。しかし、病院の赤字が自治体の赤字をふくらませていることも事実です。このため患者さんのニーズがあっても、赤字を理由に厚生労働省から「公立・公的病院の再編統合」を言いわたされ、実行せざるを得ない自治体が出てきています。

「日本経済新聞」は、厚生労働省が2019年に市町村などが運営する公立病院と日本赤十字社などが運営する公的病院の25％超に当たる全国424の病院について、「再編統合について特に議論が必要」とする分析をまとめ、病院名を公表したことを報道しています。[*7]

この記事によれば、ベッド数や診療機能の縮小なども含む再編を地域で検討し、2020年9月までに対応策を決めるように求めたとのことです。

公表された病院の数が最も多かったのは北海道です。

北海道民医連のホームページには、全日本民医連第44期定期総会（2020年2月）における小市健一道民医連会長（当時）の発言として、北海道は医師のいない無医地区が全国1位であり、大きな課題であること。さらに再編統合の通知が54病院で、こちらも全国1位と不名誉な結果だったことが書かれています。[*8]

小市会長は日高町にある勤医協厚賀診療所の所長を兼任していて、「町で唯一の公的病院（日高町立門別国民健康保険病院）が再編・統合の対象にされた」こと、「すでに町ではJRの廃線が決まり、『高齢者の通院は〝困難から不可能〟になりつつある』と危惧していたところ、町民生活に欠かせない病院がなくなる危機となり、病院と日高町長と話し合い、怒りを表明するとともに、『病院存続』を町民に約束した」ことが書かれています（2024年9月現在、日高町立門別国民健康保険病院は存続しています）。

クリニックの休業・閉院は過去最高!?

帝国データバンクが発表した「医療機関の『休廃業・解散』動向調査（2023年度）[*9]」によれば、2023年度の医療機関の休廃業・解散件数は、前年度比37・1%増となる709件となりました。調査を開始した2000年度以降、最多だった2019年度（561件）を148件も上回り、過去最多を更新しました。

業態別に見ると、「病院」が19件（構成比2・7%）、「診療所」が580件（同81・8%）、「歯科医院」が110件（同15・5%）で、「診療所」と「歯科医院」が過去最多を更新しています。

日本医師会の「医業承継実態調査」（2020年1月）についても触れています。診療所の後継者は、「後継者候補がおり、承継について意思確認済みである」が21・6％であるのに対し、「現段階で後継者候補は存在しない」が50・8％、「後継者候補はいるが、意思確認していない」が27・7％を占め、過半数の施設において後継者候補が存在しない状況となっています。

さらに、帝国データバンクの企業概要ファイル「COSMOS2」（147万社収録）から、2024年に40～80歳になる「診療所」経営者の数をカウントしたところ、ボリュームゾーンは65～77歳頃となっていて、高齢化が顕著でした。

同調査は「こうした実態を踏まえると、今後、一定期間を経て、代表の高齢化と後継者不在を理由に、事業継続を断念する診療所施設は現在よりもさらに増える可能性が高い。日本国内は高齢化がさらに深刻化していくが、その一方で『診療所』は相次いで姿を消していくことになるだろう」としています。

2040年には、要介護者が988万人に達し、85歳以上の人が1000万人を超えると推計されています。「家の近くにいて、いつでも診る、なんでも診るかかりつけ医」を必要としている高齢者が溢れ返ります。この状況にどう対応すればいいか、心ある医師の皆さんと考えたいのです。

一人の患者さんが最初に受診するクリニックを一つに

働き方改革で医師の労働時間に上限が設けられたこともあって、大学病院では地域の病院に派遣していた医師を戻す動きが加速しています。

医療崩壊が進む背景には、少子化によって働く世代の若者が著しく減っていることもあります。労働人口が減るなかで、医師も看護師も足りなくなることが予想されます。医師の働き方改革と相まって、今後さらに再編統合が加速されていくでしょう。

私は病院の再編統合が、必ずしも悪いことばかりだとは思っていません。「この病院には小児科がない」「お産はできない」などと、診療科が十分にそろっていない病院が点在するよりも、すべてを扱える病院があるほうが、患者さんには便利なことが多いからです。

ただし、数が激減して高齢者が通えないような場所に病院があるのでは意味がありません。そうなったときに、この問題を解決できるのは、「いつでも、なんでも、だれでも　まず診る　総合診療クリニック」だと思います。


正確に言えば、医師が不足しているわけではありません。都市部に集まりすぎている「地域偏在」が解消されないので、地方でますます不足しているのです。

看護師は、都市部でもすでに不足しています。

うちのクリニックで働いている看護師が総合病院で働いていたとき、「夜間に看護師二人で50人もの入院患者さんを担当していたことがある」と話していました。あまりの忙しさに「ミスを起こすのではないか」という恐怖・緊張感から、長くは勤められないと思ったそうです。

今のままでは、都市部にだけクリニックが増えていくでしょう。けれども地域に必要なのは、たくさんの専門クリニックではなく、「いつでも、なんでも、だれでも　まず

診る　クリニック」です。一人の患者さんが通院するクリニックを、基本的に一つにする必要があるのです。

かかりつけ医が増えれば、国の医療費は減る

厚生労働省「令和3（2021）年度　国民医療費の概況」によれば、令和3年度の国民医療費は45兆359億円です。前年度の42兆9665億円に比べて2兆694億円、4・8％の増加となり、初めて45兆円を超えました。人口一人当たりの国民医療費は35万8800円で、こちらも前年度の34万6000円よりも1万8200円、5・3％も増加しています。

国民医療費の国内総生産（GDP）に対する比率は8・18％（前年度7・99％）です。65歳以上の方は1年で一人当たり約75万円で、65歳未満の人の4倍近くの医療費がかかっています。この50年の医療費の増加具合を見てください[*10]（次ページ）。

国民医療費・50年前からの推移

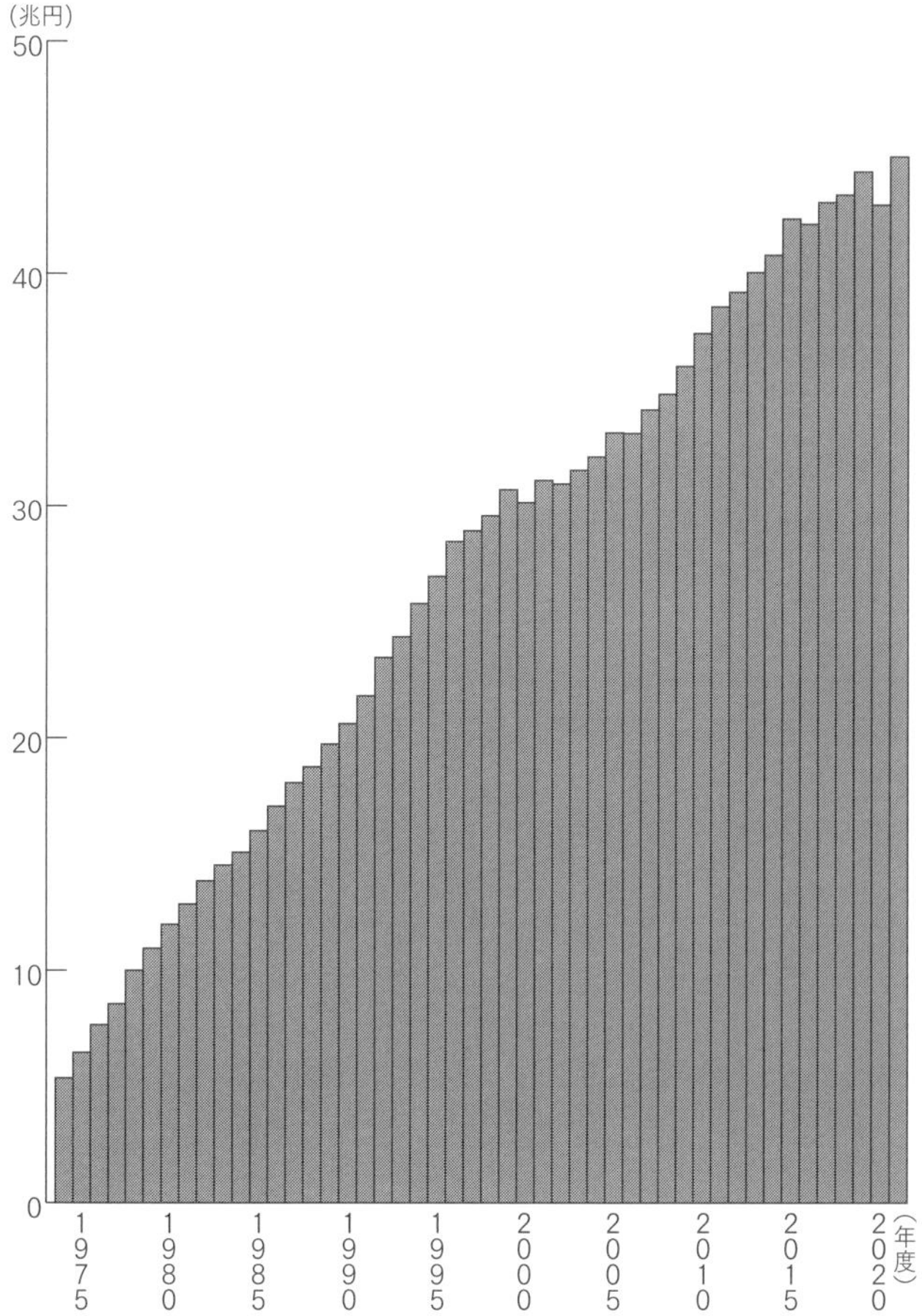

「令和3（2021）年度 国民医療費の概況」（厚生労働省）より

高齢者が増えれば、医療にかかるお金が増えるのは当然です。

インターネットなどでは、「高齢者が増えたために、医療費が無駄にかかってしまっている」などと批判する声も聞かれます。しかし、かかりつけ医が現実に機能していないために、一人の患者さんが複数のクリニックに通わざるを得ない。こうした状況が、無駄な医療費が生じる原因の一つになっているのではないでしょうか。

幾つもの医療機関を受診すれば、それだけたくさんの初診料を払うことになります。薬についても、複数のクリニックに行けば、それぞれが新たに薬を出します。かかりつけ医という自覚がないと、「総合的に考えて適切な薬を出そう」という意識が乏しくなるため、同じような種類の薬が無駄に処方されてしまうこともよくあります。

患者さんが一つのクリニックで満足する治療を受けられなかった場合に、その日のうちに別のクリニックを受診するというような、ドクターショッピングができてしまうことも問題です。

高齢者にかかる医療費を減らすには、「受診する医療機関を減らすこと」「初診・再診料を減らすこと」「検査を重複させないこと」「薬をなるべく減らすこと」が必要です。だからこそ、まとめて患者さんを診るクリニックが必要なのです。かかりつけ医を一つにし、これらを徹底することで、医療費はかなり減らせるのではないでしょうか。

なにより、かかりつけ医が責任を持って患者さんを診ることが当たり前になれば、病気はもっと減ると思います。健康診断を受けていない人には声がけをし、精密検査が必要な人には予約をとってあげるなどのおせっかいができるのも、かかりつけ医ならではです。食事や運動などの生活指導もしっかりできます。高血圧や糖尿病を放置すれば脳卒中や心臓病、腎臓病などになる可能性がありますが、「自分の大事な患者さんを守らなければ」と思えば、医師は懸命に生活指導をするでしょう。患者さんも、「かかりつけ医がここまで心配してくれるなら」と頑張るものです。

重篤な病気を早期発見・早期治療で減らすことができれば、言うまでもなく医療費は削減できます。

認知症についても、すべてとはいきませんが生活習慣で予防できる部分は多いのです。認知症がある場合、当事者はもちろんですが、介護を担う家族の負担はとても大きいのです。介護離職をする人も少なくなく、それも国家的な経済損失です。認知症が治らないとしても、軽症ですめば介護者の負担を減らすことができます。

私は専門家ではないので経済的な試算はできませんが、「お金にならないから」となんでもかんでも切り捨ててしまうことには抵抗があります。

医師であれば誰もが思うことですが、「命は平等」です。一つとして無駄な命はありません。支えが必要な人を、気持ちよく支えることができる。そんな温かい社会になってほしいものです。

働きすぎる医師を守る二つの方法

働きすぎる医師を守り、患者さんに必要な医療を提供するためには、「病院を集約する」「医師を増やす」の二つの方法が考えられます。

「病院を集約する」については、すでに過疎地で二つの病院を統合するなどの取り組みが進んでいます。

けれども「医師を増やす」については、人口が減少する日本では必要な医師数も減ると予想され、医師の増員は見込まれていません。また、医師の過重労働を解決するには、救急医、外科医、産婦人科医など、激務とされる診療科の医師を増やす必要があります。ですが現在は医師が自分の行きたい診療科を選べる仕組みなので、医師の人数を増やしても、給料やステイタスが上がらない限り、こうした激務の診療科が敬遠される傾向は変わりません。

問題を解決するには、地域のクリニックと大学病院・総合病院の棲み分けをしっかりするしかありません。

皆さんもわかっているように、患者さんは総合病院や大学病院をかかりつけ医にすべきではありません。こうした地域の基幹病院は、軽症を診るのではなく、専門の治療に専念すべきです。そうしないと、働き方改革を進めたところで、総合病院・大学病院の医師は疲弊から免れられません。

昼間は地域のかかりつけ医が担い、夜間は救急対応の必要な病気や怪我に対して、医師が集約された病院で当直を回す。軽い症状には、かかりつけ医が夜も対応するのが理想です。

ところが現状では、病院の数に対して外科医や救急医が不足しているので、限られた医師が当直を増やし、身を削って診察しています。けれども当直医を少人数で回していると対応できない患者さんも多くなり、「受け入れを拒否せざるを得ない」ということもよくあります。救急外来を掲げていても、自信を持って「夜間救急にしっかり対応できます」という病院ばかりではないのです。こうした中途半端な病院が日本には多いために、患者さんのスムーズな受け入れが困難になっているのです。

こういう体制を実現するために必要なのは、「いつでも、なんでも、だれでも　まず診る　総合診療クリニック」です。そして総合診療クリニックが増えるためには、「総合診療かかりつけ医」を増やさなければなりません。あらゆる地域にもっともっと当院のようなクリニックが増えれば、日本の地域医療は守られ、医師の過重労働問題も解決する可能性が高いと思います。

国が進める「地域包括ケアシステム」にかかりつけ医は不可欠

序章で簡単に触れましたが、国が力を入れている「地域包括ケアシステム」（33ページ）がこのままでは崩壊してしまうという現状について、もう少し詳しくお話しします。

国が進める地域包括ケアシステムは、次のようなことを目指しています。

---

1. 重度な要介護状態になっても住み慣れた地域で人生の最期まで続けられるように、医療・介護・予防・住まい・生活支援を包括的に確保する
2. 増加する認知症高齢者の、地域での生活を支える
3. 住んでいる所から約30分以内（日常生活域）で、医療機関、デイサービスなど必要なサービスが提供される

このうち医療と介護は特に重要なものとして位置づけられ、「この人にはどのような医療サービスが必要か」「認知症だから、介護サービスではどのようなケアが役立つか」「訪問看護でサポートできることはあるか」などを含め、一人の患者さんに対して、医師が責任を持って指示を出すことになっています。

こうした指示を出す医師が、かかりつけ医になるわけです。高齢者はあらゆる病気を持っており、日々体調が変わることも珍しくありません。ですから、かかりつけ医には総合的に診ることができる医師が最も適しています。臓器別・専門別に疾患を診る医師は適役ではありません。

つまり、地域になんでも診ることのできるかかりつけ医や総合診療のクリニックが増えないと、地域包括ケアシステムも成立しないのです。やはり、一人の患者さんが真っ先に行くクリニックを一つにする必要があります。

地域の方々を支える仕事は本当にやりがいがあります。今こそ、多くの開業を目指す医師たちに、「ともに患者さんを支えていきましょう」と私は声を大にして言いたいのです。

第3章

私が「総合診療かかりつけ医」になるまで

もしも総合診療かかりつけ医が「おもしろくない仕事で、経営的に厳しく、過重労働になる」なら私は勧めません。実は楽しくてやりがいのある仕事です。何が魅力か、私の経歴と、当院の仕組みを紹介しながらお話しします。

シュバイツァー博士の伝記を読んで医師になろうと決めた

私は1978年、神奈川県で生まれました。日本人の父はサラリーマン、韓国人の母は専業主婦で、医療とは無縁の家庭で育ちました。生後すぐに静岡に引っ越して、のびのびとした子ども時代を過ごしました。小学校ではクラスのお調子者。当時の集合写真を見ると、真冬にもかかわらず、一人だけランニングシャツのようにシャツの袖をめくり上げて格好つけている姿があります。

人を笑わせるのが好きな子どもでもありました。母は国際結婚をして、見知らぬ土地に来た苦労もあったのでしょう。私は「区別はいいけれど、差別は絶対にしてはいけない」と言われて育てられました。そのこともあり、誰とでもすぐに友達になれました。

医師という仕事を知ったのは小学校高学年で、シュバイツァー博士の伝記を読んだことがきっかけです。シュバイツァーは当時のドイツ領アルザスの裕福な家に生まれ、音楽家になりましたが、30歳のときに医学の勉強を始めて医師になります。その後、アフリカの貧しい国に一人で行き、現地の人たちと診療所を作りました。その生涯をアフリカでの医療活動に捧げ、ノーベル平和賞を受賞しています。この伝記の内容がずっと私の頭に残っていました。

中学受験をして、地元の私立中高一貫校に入りました。親に勧められるままに受けた男子校でしたが、そこで私は強烈なショックを受けました。自分より勉強もスポーツもできて、輝いている同級生がたくさんいたからです。

それをきっかけにお調子者キャラクターは封印され、バスケットボール部に入ったものの、どちらかというと静かに本を読むような生徒になりました。今で言う「陰キャ」です。同じようなタイプの友人と過ごすようになりました。

たまたま友人のなかに親が医師をしている子が多く、彼らは医学部を目指して熱心に勉強していました。私もそれに影響されて、一緒に勉強をするようになりました。「みんなで頑張って、定期テストでは学年で上位をとる」。まるで部活のように、みんなで勉強に取り組みました。そして高校生になって将来の進路を考えたとき、シュバイツアー博士のことが思い出され、「医師になりたい」と自然に思うようになりました。

現役合格は果たせませんでしたが、1年間東京で浪人生活を送り、1浪で福島県立医科大学に合格しました。浪人した1年間は一日12時間以上勉強しました。今でも夢に出てくるほど、つらい1年間でした。

入学後は医学生としてごく普通の生活をしていました。10畳ワンルームのアパートに住んで自炊し、運転免許を取得すると中古車を買ってもらいました。バスケットボール部に入ったものの熱中するというほどではなく、先輩から紹介された家庭教師のアルバイトをときどきやってお小遣いにあてるという生活でした。将来は開業したい、などということはまるっきり考えていませんでした。

学費を稼ぐためのバイトで出会った、ちょっと危ない⁉人たち

現在の仕事につながる最初のターニングポイントは、大学2年生のときでした。父が突然、脳出血で倒れたのです。幸い命は取り留めましたが、何度も手術・入院を繰り返

すことになり、私はのんびりした大学生活を送っていられなくなりました。

父が倒れたことで、家賃や生活費など、それまでは親からの仕送りでまかなっていた分を自分で稼がなくてはいけなくなりました。家庭教師のアルバイトだけでは足りません。そこで目をつけたのが、住んでいたアパートのすぐ横にある「24時間営業のサウナ」でした。「24時間営業ならアルバイトも長時間できるから、その分稼げる」と考えたのです。

父が倒れて1週間後、アルバイトの募集もしていないそのサウナを直接訪問し、オーナーに事情を話しました。「バイトをしないとやっていけないんです。ここで働かせてください」と頼み、アルバイトができることになりました。

今でこそ若い世代にブームのサウナですが、当時はそうではなく、アンダーグラウンドな雰囲気が漂っていました。見た目が怖そうなお客さんが多く、オーナーも眼光の鋭い強面の人でした。けれど、そんなことにはかまっていられなかったのです。

週に2、3日ですが、夜から朝まで、施設の掃除、お客さんが休憩する部屋の準備、食事の手伝いなどをしました。アルバイトが終わると、そのまま大学の授業に行きました。部活にはあまり出られず、飲み会にも参加できなくなっていましたが、頑張った月は10万〜15万円ぐらい稼ぐことができました。学費は奨学金を借りることができたので、「このままいけば、なんとか卒業できそうだ」という安堵感がありました。

アルバイトを通じて人の温かさも知りました。事情を知った常連さんたちが「頑張れよ！」とよく励ましてくれました。

ときには入浴しているお客さんから、「背中を流してくれ」と頼まれることもありました。今では考えられませんが、背中にものすごい入れ墨をしているお客さんも少なくありませんでした。最初は躊躇しましたが、すぐに母の「区別はいいけれど、差別はだめ」「相手がどんな人でも対等に接しなければいけない」という言葉を思い出し、この生活を4年ほど続けました。

このアルバイトのおかげで、少しぐらいつらいことでも乗り越えられる気持ちの強さが身につきました。本当にいい経験になりました。まかないで食べた味噌汁と卵焼きの味は、今でも忘れられないほどです。

患者さんに冷たい医師にはならないと決めた

父は倒れて以降、出血を繰り返し、一進一退の状態でした。入院が続いていたので、私は多忙な生活のなかでもできるだけ時間を作って静岡に見舞いに行きました。

それまで自分も家族も大きな病気をしたことがなかったので、主治医や看護師などの医療スタッフとたびたび会うのは初めての経験でした。

私は患者の家族という立場から見た、医療スタッフたちの態度が気になって仕方がありませんでした。廊下や病室で会ったときに、目が合っても挨拶をしてくれないのです。こちらが話したくても、話しかけづらい雰囲気の人も少なくありませんでした。

父の大幅な回復が難しいことはわかっていても、「頑張りましょうねとか、一言話しかけてほしい」。行くたびにそう思ったものです。

その後、父の症状が安定し、リハビリテーションが始まると、スタッフもリハビリを担う理学療法士などに代わり、それまでとは違う明るい雰囲気になりました。スタッフのサポートのおかげで父も前向きにリハビリに取り組むことができ、私も母もその様子に元気づけられました。

今振り返れば、最初に入院していたのは重い病状の患者さんを治療する急性期の病棟だったので、「スタッフも余裕がなかったのだろうな」と理解できるところもあります。ですが、あの経験から私は「自分は患者さんに冷たい態度をとるような医師には絶対にならないぞ」と強く思うようになりました。

病院実習で臓器別・専門別の医療に疑問を持つ

次のターニングポイントは、病院での実習がスタートした医学部5年生頃の出来事です。実習で私は、内科・外科を中心にローテーションで各診療科を回りました。循環器内科で2週間、呼吸器内科で2週間という具合に、上級医（臨床研修医に指導するために、2年以上の臨床経験と能力のある医師）の指導を受けながら、臨床医学を身につけるトレーニングを受けていました。

ここで初めて、私は日本の医療の縦割り制度、臓器別・専門別の医療を目の当たりにします。そして、その体制に疑問を感じることになるのです。

忘れもしません。循環器内科で実習をしていたときのことです。心臓カテーテル検査の患者さんを受け持つことになった私は、ある日入院中の患者さんから「眠れない」という相談を受けました。そのことを上級医に伝え、「どうすればいいですか?」と尋ねました。すると、その上級医から「馬鹿野郎！　そんなのは適当に対応しておけ！」と怒鳴られたのです。私は驚き、とてもショックを受けました。怒鳴られたことよりも、「眠れない」という患者さんの訴えに何ら手立てを講じようとしないその医師に幻滅したのです。「そういうことをよく言えるな」と思いました。

医師はたとえ専門でなくても、患者さんの訴えに何らかの形で応えるものだと思っていました。けれども、目の前の医師はそうではなかったのです。「カテーテルだけうまくいけばそれでいい」「検査と治療だけが上手ならいい。あとのフォローは俺はやらない」。そう考えているように見えました。

その後、不眠症のことを自分なりに一生懸命に調べましたが、医学生なのでそれ以上のことはできませんでした。とても後味の悪い出来事でした。

もちろん、すべての医師がこうだったわけではありません。専門分野以外の疑問について、しっかり教えてくれる医師もたくさんいました。それでも後輩の医師や医学生に、専門のことばかりを教える医学部教育の体制について、大きな疑問が残りました。

人間は臓器の寄せ集めではない！

6年間の学生生活が終わって、卒業試験・国家試験を合格した私は静岡に戻り、浜松医科大学で初期研修のプログラムに参加しました。スーパーローテーションといって、1～2カ月単位で複数の診療科（内科、外科、麻酔科、救急科、小児科、産婦人科など）を回る研修です。

ここでたくさんの上級医から多くのことを学びましたが、臓器別・専門別という診療スタイルによる弊害は、医学部の実習で目の当たりにした現実とほとんど同じでした。人間的に尊敬できる医師はたくさんいましたが、自分の専門にしか興味がないという印象を各診療科で受けました。もちろん病院や個人が悪いのではなく、医学部の教育制度の問題です。

私のような疑問を抱く研修医は少なく、「診療科は何科にする？」「どの診療科で専門医を取ればいいかな？」といった会話が連日交わされていました。私はといえば、「こんなに細かく診療科が分かれてしまって、その患者さんをまとめて診る主治医って誰なのだろうか」と疑問を感じるようになっていました。


人間は臓器の寄せ集めではありません。自転車を例に挙げると、チェーン、ペダル、ブレーキ、ハンドルなどたくさんのパーツと、それをジョイントする部品からできています。これがいちいち、チェーンが外れたらチェーン修理店へ、ブレーキの調子が悪くなったらブレーキ修理店へ、とパーツ別に専門店が分かれていたら、とても不便です。

人間の体はもっと複雑・精巧な仕組みで、臓器、血管、神経、筋肉といったものが連携しています。ところが、それらをそれぞれの診療科ごとに治療しなければならないようになっているのです。

その弊害といえるのが、いろいろな診療科からそれぞれに薬を処方された結果、薬が盛りだくさんになる「ポリファーマシー」という状態です。また、患者さんの訴えに耳を傾けず、不調の原因が長く放置された結果、手遅れになってしまうようなケースです。

そんな医療はおかしいと、研修医の私はずっと思っていました。私は医師目線というよりも、患者さん・家族目線だったのでしょう。

研修先で出会ったある医師への憧れ

医療制度の仕組みに疑問を持ちながら研修を続けていたときに、「この人のようになりたい」と思う医師に出会うことができました。当時、浜松医科大学の呼吸器外科にいた鈴木一也医師（現：すずかけセントラル病院呼吸器外科顧問）です。

鈴木先生は呼吸器外科医として手術の腕がいいだけでなく、患者さんに対する対応がほかの医師とは少し違いました。最初はただ「明るくて優しくて、かっこいい先生」という印象だったのですが、あるとき病棟の看護師さんから次のような話を聞いたのです。

「鈴木先生は手術後に『眠れない』という患者さんがいると、患者さんが寝ている部屋に行って、横にパイプ椅子を持ってきて一緒に寝ているんです」

呼吸器外科の手術といえば、ほとんどが肺がんです。大きな手術の後、患者さんの不安は大きいことでしょう。それが少しでもやわらぐように、執刀医自らが患者さんのベッドサイドに寄り添う。これぞ私が目指す医師の姿だと思いました。

初期研修後、外科に進みたいと思ったのはこれがきっかけです。鈴木先生は「専門の診療科であっても、患者さんに寄り添い、どんな訴えにも対応する医師になることができる」ことを、その背中から教えてくれました。

その一方で、自分は「患者さんのすべての不安に応えられるようになりたい」という気持ちを持っていました。そのためには外科領域だけではなく、一人の患者さんをトータルで診ることができる力を養わなければ、と考えていました。

そして同じ静岡県内にある磐田市立総合病院で、外科の研修（専門医になるための後期研修）を始めました。年間1000件もの外科手術をする病院で、私も手術に明け暮れました。とても充実した2年間の研修でした。二日に1回は夜の緊急手術のために呼ばれましたが、きついとは思いませんでした。手術をすることで患者さんが助かり、家族も喜んでくれる。そんな毎日にやりがいを感じていました。

その後は鈴木先生の勧めもあって、1年半ほど千葉県柏市にある国立がん研究センター東病院で、レジデント（後期臨床研修医）として呼吸器外科の勉強をしました。その後、地域の中核病院である神奈川県茅ヶ崎市の湘南東部総合病院に入職したのです。

救急に出会って、運命が大きく変わる

湘南東部総合病院で出会ったのが、救急医療です。この頃から、外科にとらわれずに「なんでも診たい」という気持ちが強まっていました。

そこでは私が入職するまで院長が救急センターを統括していましたが、入職して3年後に救急センター長を任せてもらいました。「救急医療に力を入れていることを、もっと消防署などにも知ってほしい。そして、できるだけ多くの患者さんを助けたい」という思いから、広報的な役割をしたいと手を挙げたのです。時間があるときには消防署を

はじめ、近隣のクリニックなどにも出向き、病院が救急に力を入れていることを伝えました。そして搬送された患者さんには、技量を持つ医師たちが責任を持って診療することなどを伝えました。

やがて、赤ちゃんから高齢の患者さん、こじらせた風邪から、お腹に包丁が刺さった人まで、日々あらゆる急病の患者さんが運ばれてくるようになりました。

診療所から紹介された患者さんにはしっかり治療をして、症状が安定したらお返しする、ということを地道に続けました。やがて「あの病院なら何かあったときにも、安心して紹介できる」と理解されるようになり、救急治療や専門治療の必要な患者さんを送ってもらう好循環ができました。結果的にたくさんの患者さんを診療する機会を得ることができたのです。

救急センターでも私は、患者さんの気持ちや家族の気持ちを最優先にして、しっかり説明して、治療について理解してもらえるように心がけていました。

湘南東部総合病院に勤務した7年弱は、医師としての教養を身につけることができた有意義な時間でした。この期間に、日本救急医学会救急科専門医を取得することもできました。

その一方で、外科医や救急医をしていると「もっと早く病気を見つけて治療ができたら」「もっと早く受診してくれたら」と思うことがよくありました。患者さんの命を救えることにはやりがいを感じていましたが、それ以上に、重い状態になって運ばれてくる患者さんを少しでも減らしたいと考えるようになりました。

例えば盲腸が重症化し、腹膜炎を起こしかけている患者さんが運ばれてきたことがありました。患者さんに聞くと、「三日前に腹痛で近くのクリニックに行ったけれど、ただの腹痛だと言われたので、様子を見ていました」とのこと。

こうした患者さんを救うためにも、幅広い診療内容と、しっかりした検査で病気の予防・早期発見・早期治療にあたれる体制が必要なのです。

そして考えた末に、開業医となって、「初期診療で来た患者さんを充実した検査態勢で迎えられるクリニックを作りたい」と決意したのでした。

開業準備のために、病院の総合診療科で働く

開業を考え始めた頃、近くに新しく座間総合病院が開院することを聞き、そこに総合診療科ができることを知りました。そこでぜひとも総合診療の力を身につけたいと、オープニングから入職させてもらいました。面接時には「開業する予定」であること、「開業する場所が決まったら、退職させてもらう」ことを了解してもらいました。

座間総合病院の総合診療科は、私を含めて計4人体制でした。上級医の二人は、別の病院の総合診療科に長く勤めていた経験豊富な医師でした。人間性も素晴らしく、「なんでも診る」ことを当たり前にしている、私が理想としている医師でした。

そして、一人の患者をチームで診る診療体制ができていました。カンファレンス（患者の治療方針を決定するための会議）では意見交換が闊達になされ、私は「外科医」という立場にとらわれず、例えば胸痛や腹痛などの患者さんに対して、ストレスなど心因性の可能性も念頭において診察や検査をおこなう必要性を学びました。

私はずっと「困った患者さんがいたら、診療科にこだわらず、どんな患者さんも診た

い」という思いでやってきましたが、救急科以外でそれを実現できる機会はありませんでした。座間総合病院での診療はとても勉強になり、先の湘南東部総合病院での救急医の経験とともに、これなくしては今の自分はないというくらい貴重な学びができました。

とはいえ、「開業」への思いが揺らぐことはありませんでした。

医療機関の少ない地域で開業したい！

座間総合病院で2カ月ぐらいたった頃、偶然にも「テナント募集」と大きく書かれた看板を見つけました。神奈川県の中部に位置する綾瀬市のショッピングモール「ライズモール綾瀬」の一角です。

私は大きな決断をするときに直感を信じることが多いのですが、一瞬で「ここが開業する場所にふさわしい！」とピンときました。その場ですぐ不動産屋に電話して、ここで開業したいと伝えました。

「ここがふさわしい」と思ったのには理由がありました。

まず、広い駐車場があること。駅前や駐車場の無い場所での開業は考えられませんでした。土日祝日・夜間にも診ると決めていたので、車が利用できて駐車スペースのある郊外がいいのです。

テナントとしては広めで、60坪以上あること。最低でもCTを入れたいと思っていたし、いずれはMRIも入れたいと思っていたからです。初期診療でできるだけ病名の診断をつけたいと願っていた私にとって、「脳の病気が疑われるから、すぐにCT撮影」といった迅速な検査システムは絶対に備えたいものでした。

実は、医療機関の少ない地域で開業したいと思っていたのですが、綾瀬市が神奈川県内でも医療過疎地であることは後で知りました。運命の出会いだったと思います。

医業コンサルタント9人が開業に反対した

序章で少し触れましたが、開業にあたっては裏話があります。

一般的に医師がクリニックを開業する場合、医業コンサルタント、開業コンサルタントといった職種の人や、そうした部門を持つ会社に相談をするのが王道です。医師が仕事をしながら開業準備をするのは難しく、土地・建物選びから建設計画、機器の購入、人事・労務・税務、クリニックを知ってもらうための広報戦略まで、専門外である医師がすべてやることは実質的に不可能だからです。

私も開業にあたって、そうした会社に依頼をしました。けれども「総合診療のクリニックを開業したい」と言うと、「それはダメ」だと言われました。結果的に計9人の医業コンサルタントから「ダメ出し」をされたのです。

医業コンサルタントは経営が軌道に乗るかどうかをプロの目で判断し、利益なども算出して、「こんなクリニックはどうですか?」と戦略を提案してきます。逆に採算がとれないと判断すれば、「無理です」「やめなさい」と言うのです。

総合診療クリニックがダメだと言ったのは、次のような理由でした。

「『総合診療』と看板を出しても、何を診るクリニックなのかわからない」

「ほかのクリニックと差別化して、『自分はこれが専門です』とアピールしないと生き残れない」

私は「いや、違います。これからの時代は『なんでも診る』ことが差別化になるのですよ」「高齢者が幾つものクリニックや病院にかかれますか？　かかれませんよね？　私が開業したいクリニックは、世の中に必要とされているものです」と伝えましたが、誰もが首を横に振るばかり。ダメ出しをした9人のコンサルタントは、全員が「総合診療のクリニックを立ち上げる支援をした経験がない」と言っていました。

しかし、私の考えは揺るぎません。ダメ出しをしてきた医業コンサルタントとは、そのつど「では、けっこうです」と話を切り上げました。

そして、最後のたった一人だけが、「それはいいですね」と賛成してくれたのでした。なぜ賛成してくれたのでしょうか。実は詳しく聞いたことがありません。もしかしたら、あまり考えずに「仕事になるから」と引き受けてくれたのかもしれません。なにしろ、その医業コンサルタントは独立したばかりでしたから。

これには後日談があります。開業して6年目くらいのとき、9人のコンサルタントの一人に会う機会がありました。私は「あのとき反対されましたが、今、うちはたくさんの患者さんに必要とされていますよ」と、患者さんの数や経営状況を話しました。「僕の勉強不足でした」と言ったコンサルタントに、私は「ぜひこれからは、同じような相談があったら断らずに、うちのようなクリニックを増やすお手伝いをしてほしい」とお願いしました。

総合診療クリニックを受診する患者さんたちの横顔

私のここまでの道のりについての長い話を読んでくださったところで、当院をかかりつけにしてくれている患者さんにはどのような人が多いのか、何をきっかけに来てくれるようになったのか、そのことが患者さんに与えるメリットや、地域医療の貢献につながる理由などについてお話しします。

❶ 幾つもの病気を持っている高齢者が、1カ所ですべて診てもらえると知って……

「『あのクリニックはまとめて診てくれるよ』と聞いたので来てみました」

高齢者の患者さんからこのように言われることはよくあります。

高齢者は複数の病気を抱えていることが珍しくありません。高血圧＋認知症＋腰痛＋花粉症なども、よくあるケースです。それぞれのクリニックに通っていた患者さんが、当院をかかりつけにすればすべての病気を診てもらえるとわかり、当院をかかりつけにしたケースはとても多いのです。

患者さんのメリットとしては、複数のクリニックに通うことがなくなるため、通院時間や待ち時間も含めて「面倒なことが減った」ことになります。電車やタクシーで通っていた人は、交通費の節約にもなります。浮いたお金でお孫さんにおもちゃを買ってあげることもできるでしょう。

複数の病気を持つ高齢者を一つのクリニックで診療することで、多くの薬を服用して副作用を起こす「ポリファーマシー」を防げるメリットもあります。総合診療かかりつけ医は薬の副作用を考慮しながら、必要最小限の薬を処方することができるので、ポリファーマシーが起こりにくくなるのです。

❷会社の健診でひっかかった人が、総合病院に行かなくても、休日でも、内視鏡検査、CT、MRI検査などができると知って……

年に1回おこなわれる職場健診の後は、「再検査を」と言われた患者さんが増えます。健診はあくまでも病気の疑いをスクリーニング（ふるい分け）して、病気の兆候や可能性を明らかにするものです。検査数値が正常値を超えていたり、画像検査で疑わしい所見があったりした場合に、産業医や保健師から医療機関を受診するように言われます。

当院に来るパターンで多いのは、健診で異常を指摘され、胃カメラや大腸内視鏡、CT検査などによる精密検査を受けることを勧められた人たちです。

例えば、健康診断の便潜血検査で「陽性」だったら大腸内視鏡検査を受けるように言われます。肺のX線検査で異常があったら、CTをはじめとした詳しい検査が必要になります。けれども病院は予約制で、平日の日中しか受け付けていません。しかも、こうした検査には時間がかかるので、平日に仕事をしている人には行きにくいものです。

私のクリニックなら土日でもこうした検査を受けられることを知って、多忙な会社員が来るのです。

私は病院に勤務していたときに、健診で異常を指摘されながら、多忙のために放置してしまい、気づいたときには病気が進行していたという患者さんをたくさん見聞きしてきました。「今の仕事が落ち着いてから検査に行こう」などと思っているうちに手遅れになってしまうようなことは、できるだけ回避したい。がんを含めて、大きな病気の多くが、早期発見によって治すことができます。

働き手の健康を守ることは、労働力の確保にとっても重要なこと。そのためにも夜間や土日に診ることのできるクリニックの役割は大きいと考えています。

うちのクリニックで精密検査をして、結果として「異常なし」というケースも少なくありませんが、それ以来、当院を利用してくれる人が多いのです。

❸ かかりつけ医のいない高齢者が体調を崩し、家族が連れてきて……

高齢でも「かかりつけ医がいない」という患者さんがいます。それまで大きな病気などなく医療機関にかかる機会が少なかった人、または「病院嫌いで」という人もいるようです。こういう人がいきなり体調を崩したときに、家族が患者さんを連れて受診するケースがけっこうあります。

高齢者には認知機能が低下していて、自分の症状を的確に伝えられない人が多いのです。このような場合、体調が悪そうでも、どの診療科にかかったらいいのか、家族が判断することは難しいでしょう。そこで、「なんでも診る」と紹介されているうちのクリニックにやって来るのです。見当違いの診療科に行ってしまって「うちでは診ることができません」と帰されてしまうリスクを考えれば、賢明なことだと思います。

❹ 大学病院や総合病院に通院している人が、体調が悪くなり当院を受診して「ダブル主治医」に……

このパターンもけっこうあります。

60代でがんの手術を受けた男性のケースを紹介しましょう。

その男性は、それまでいたって健康でしたが、がんをきっかけに高血圧が見つかり、診療を受けているがん専門病院で、がんの治療を受けながら血圧の薬も出してもらっていました。

その患者さんがある日、激しいめまいを訴えて、当院に飛び込んできました。がん専門病院に連絡をしたところ、「近くのクリニックを受診してください」と言われたそうです。血圧を測ると、上が200ミリHg以上と急激に上がっていました。血圧を下げる薬を服用して症状が落ち着いたこの男性は、それ以降うちのクリニックをかかりつけにしてくれました。

病院は専門的な治療をするところなので、高血圧や糖尿病といった日常的な病気には細やかな対応ができません。

それでも患者さんにとっては、がんを診てくれている主治医や病院は大事な存在です。ですから、このような場合、私は「がん専門病院の主治医と私と二人でちゃんと診ますからね」とお伝えします。「ダブル主治医制」です。

がんについては引き続き病院で診てもらい、高血圧などの日常的な病気や健康診断は

「うちできちんと対応します」というわけです。

❺幼い子や高齢者の受診をきっかけに、家族みんなのかかりつけに……

当院では赤ちゃんからお年寄りまで、年齢を問わず診療します。このため家族全員がかかりつけになるケースが珍しくありません。

よくあるパターンが、お子さんが風邪で受診したことをきっかけに、「だったら私も」とお母さん、さらにお父さんも来るケースです。

子どもの病気は小児科のクリニックにかかるのが一般的です。そのため子どもから風邪をうつされても、大人は「うちでは診られません」と言われます。親御さんは、お子さんが小さいうちは、自分の体調が少々悪くても受診を後回しにしがちです。市販の風邪薬を飲み、回復するまで寝込むしかなかった、という話もよく聞きます。小さな子どもが熱を出しているときに、親御さんが外出するわけにはいきません。買い物にも行けず、ドラックストアにも行けない、という人も多いのです。

高齢の親御さんを連れてきた娘さんや息子さんが、「私も体調不良なので診てくださ い」と言うこともあります。親御さんの介護をしている人は、やはり自分を後回しにしがちです。自身の不調を我慢してしまった結果、「進行した状態で病気が見つかった」という話も聞きます。介護で「うつ病を発症してしまう」ケースもあります。

家族でかかれるクリニックがあれば、このようなことを防げるのです。同じ日、同じ時間に、同時に診療が可能です。インフルエンザのワクチンなども、家族で一緒に受けられます。

❻ 土日祝日に開いていることを知って……

働いている人が平日に医療機関にかかるのは簡単なことではありません。平日は「倒れてはいけない」と気を張っている人が、休みになった週末に体調を崩してしまうこともよくあります。そうした患者さんが当院にはとても多いのです。お子さんも例に漏れず、週末に高熱を出すことは多いですよね。

当院が土日祝日もやっていると知って、喜んで来てくれる人は本当に多いのです。

かかりつけ医がないと、土日祝日に体調を崩したときに救急外来を受診したり、場合によっては救急車を呼んでしまったりする人が多く、それが救急出動の逼迫につながっていることは周知の事実です。いつでも診る体制のクリニックが増えることで、このような問題の改善にもつながります。

第4章

総合診療かかりつけ医を目指してください

実は「総合診療科」は医学生に人気があるのです。まずは、その実態をご紹介し、「総合診療クリニック」を開業するために必要な技術やノウハウについて、自分自身の経験から述べさせていただきます。

「総合診療科」は医学生に3番目の人気

「医学生のキャリア意識に関する調査」[*11]（2015年）があります。医学生の診療科の選択を含めた、現時点でのキャリア意識の実態把握を目的として、日本医師会総合政策研究機構がおこなったものです

医学生1309人が対象で、調査は2014年6月10日〜7月5日でしたが、「将来専門にしたい診療科・分野」を、主要な診療科ごと（基本19領域）に一人二つまで選んだ回答者の割合が載っています。なんと、総合診療科が14・6％で3位でした。

こんな調査もありました。33万人以上の医師が登録する日本最大級の医療従事者専用サイト「m3．com」と雑誌『プレジデントファミリー』（プレジデント社）編集部がおこなった、医師を対象にした調査「未来の医師たちへ——医師のリアルと2035年の医療」[*12]（2017年8月に実施）によれば、2035年に向けて最もニーズが増加していくと予想される診療科の第1位が「総合診療科」（41・1％）だったのです。

将来専門にしたい診療科・分野　上位10（二つまで選択）

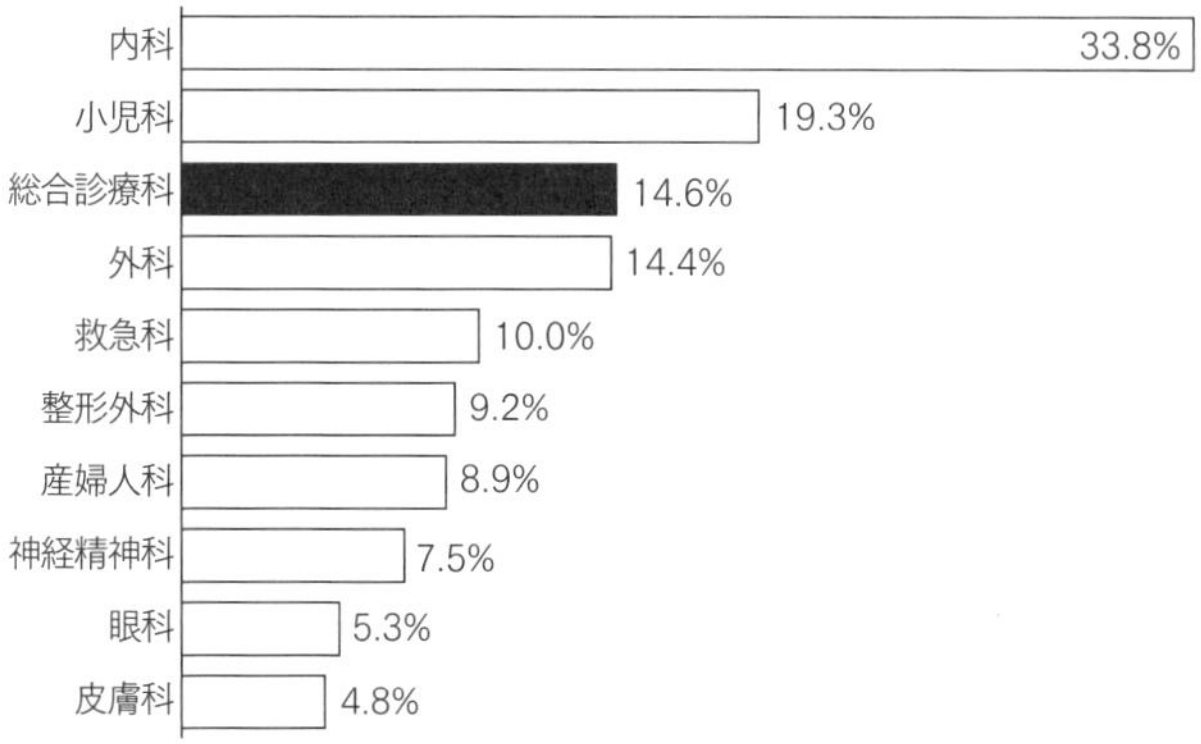

日医総研ワーキングペーパー「医学生のキャリア意識に関する調査」より

2035年に向けてニーズが増加していくと予想される診療科　上位10（最大三つまで選択）

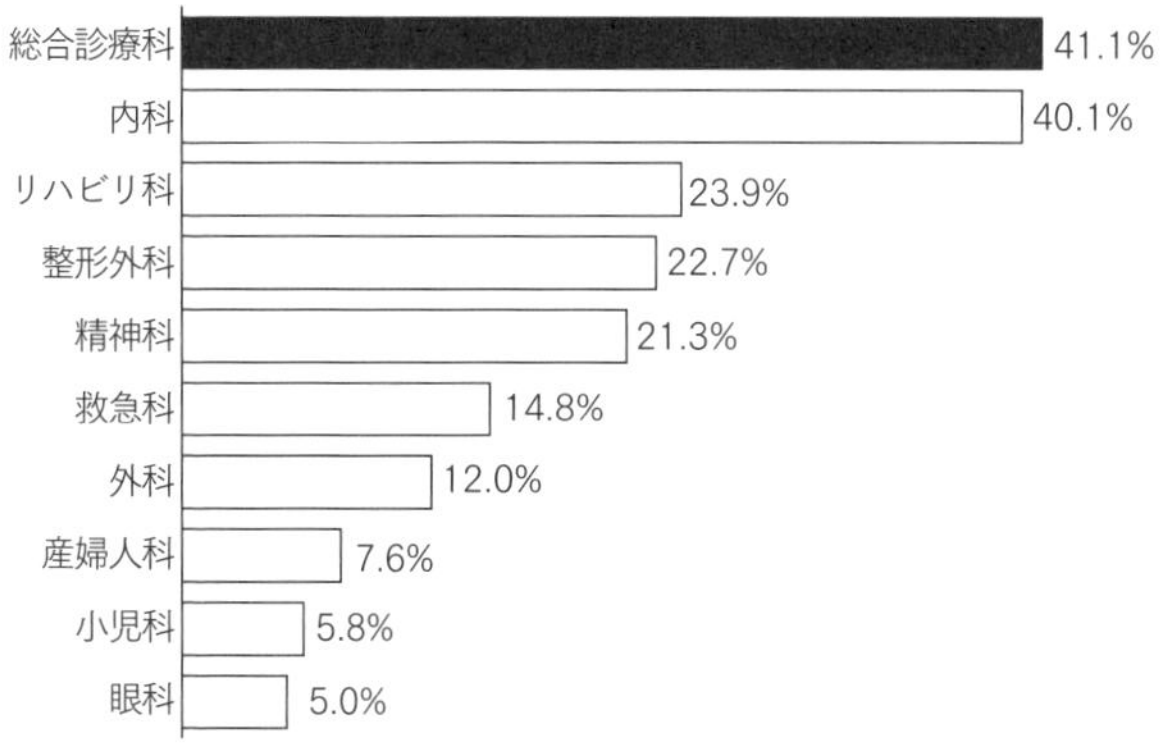

m3.com と雑誌『プレジデントファミリー』編集部による医師調査（2017年）より

総合診療科は、私が提唱する「総合診療かかりつけ医」とは100%イコールではないものの、既存の診療科のなかでは最も近いものです。私はこれらの調査結果から、医学生のみならず、現役医師のなかにも「なんでも診る医師になりたい」という人がけっこういるのではないかと期待を膨らませています。

そこで、私の考えに少しでも共感してくれる医師や医学生が「総合診療かかりつけ医」となって地域の患者さんを救うために、さらには「いつでも、なんでも、だれでもまず診る　総合診療クリニック」を開業するために、必要な技術や、やりがいを持って働くためのポイントなどを、私なりにお伝えしたいと思います。

開業するなら30代が望ましい

総合診療クリニックを開業するのであれば、できれば30代で始めることを推奨します。30代は医学部卒業後10年程度研鑽を積んだ頃で、働き盛り。私も30代で開業しましたが、気力・体力のあるときにスタートしたほうが、うまくいくことを実感しました。振り返

新規開業の「開業動機」（複数回答）

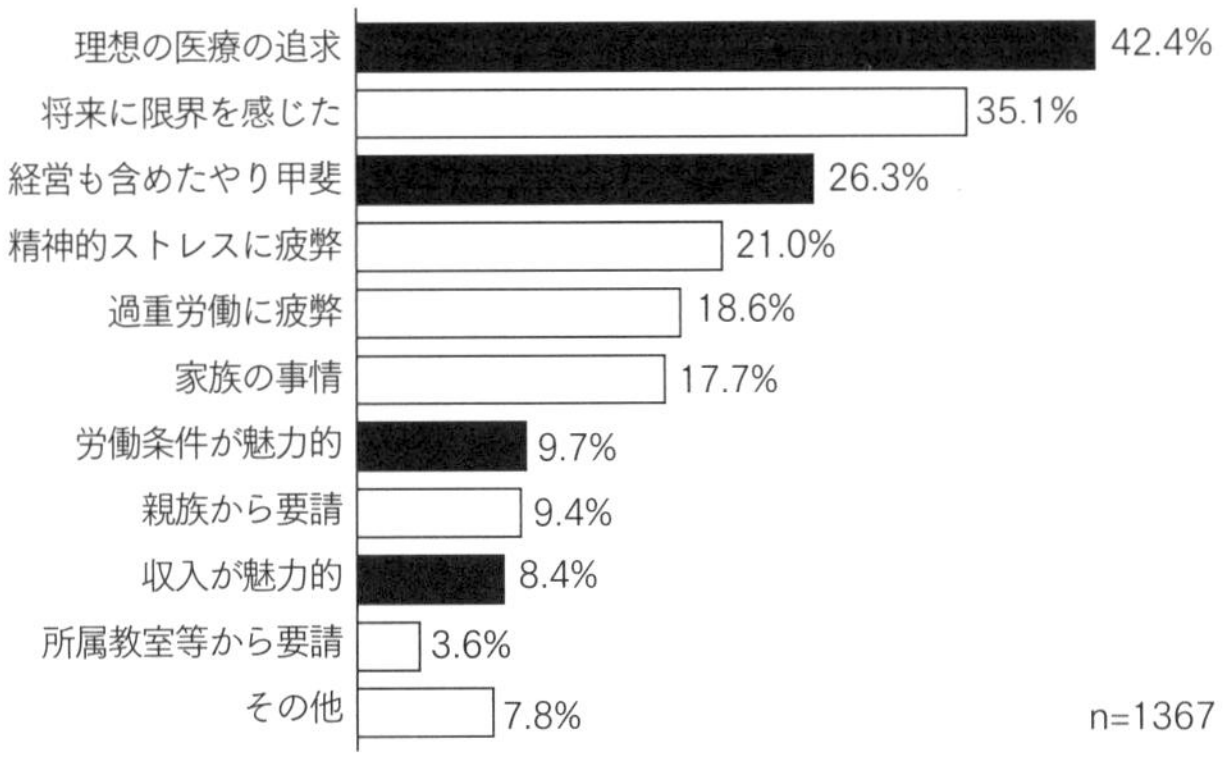

ればベストのタイミングだったと思います。

日本医師会による調査「開業動機と開業医（開設者）の実情に関するアンケート調査」[*13]（2009年）によれば、新規開業をした医師の開業年齢は平均41・3歳です。考察では「病院等で一定期間のキャリアを経た後に開業しているケースが増えていると推察される」と分析しています。

この調査によると、開業の動機の1位は「自らの理想の医療を追求するため」（42・4％）ですが、勤務医や研究者時代の「精神的ストレスに疲弊したため」（21・0％）、「過重労働に疲弊したため」（18・6％）という回答もありました。

つまり、前向きな理由での開業ではなく、「病院勤務医の労働環境の厳しさを背景とする開業」も少なくないのです。

実際に友人の開業医と話をすると、「自分のやりたい、理想のクリニックを作りたかった」という声とともに、「勤務医時代、当直が大変だった。開業したら、ゆっくり休んで余暇は趣味にあてたい」「自分のペースで診療をしたい」という声も少なくありません。

医師も人間ですから、こういう感情は当たり前だと思います。ですが、「勤務医が大変だから開業しよう」という動機でクリニックを開くと、「いつでも、なんでも、だれでも　まず診る　総合診療クリニック」をやろうというモチベーションにはなりにくいでしょう。

だからこそ、疲弊する前の、前向きな気持ちになっている30代での「開業」が理想なのです。医師としての技術を身につけたら、「まだ病院にいたいけれど、適齢期を考えると今かな」くらいの段階でクリニックを始めるのがいいと思います。

病院勤務の若手医師に開業してほしい

開業医の高齢化や、跡継ぎがいないことなどを背景に、クリニックの閉院が増えているという話を、周囲からもよく聞くようになりました。

厚生労働省によれば、全国の医療施設の数は、病院とクリニック（診療所）を合わせて18万1093施設です[*14]（2022年10月1日現在）。このうちベッドを持つ「有床診療所」は5958、ベッドを持たない「無床診療所」が9万9224です。有床のクリニックは前年に比べて211施設が減っていますが、無床の診療所は前年に比べて1101施設増加しています。

クリニックの数だけを見れば「増加しているのだから、まだまだ地域医療は大丈夫だ」という印象を持つかもしれません。ですが、現実はそうではありません。

日医総研リサーチ・レポート[*15]「かかりつけ医機能を担う拠点としての診療所の動向」では、2020年におこなった医療施設調査をもとにして、次のように現状を分析しています（要約）。

「2017年から2020年にかけて、保険診療をおこなう診療所は720施設増加し、うち東京都で491施設（増加分の約7割）増加した。その一方で、都市部が少ない地域を中心に、25道府県で保険診療をおこなう診療所は減少している」

「診療所数は、総数で1141施設増加しているものの、その総数には介護サービスを主とする施設（特別養護老人ホームの医務室等）なども含まれるので、かかりつけ医機能を担える診療所は348施設増えたにすぎない」

「総数のなかには、診療業務の大半が自由診療の施設（例えば美容外科）も含まれるので、現実にはもっと少ない可能性がある」

レポートは、クリニックの「開設」が「廃止」を十分に上回る状態にはなく、「病院勤務の若手医師が次々に診療所に参入しなければ、診療所医師の高齢化によって、『廃止』が『開始』を加速度的に上回るようになる地域が出てくる可能性がある」と危惧しています。

診療所の廃止・休止施設数の推移

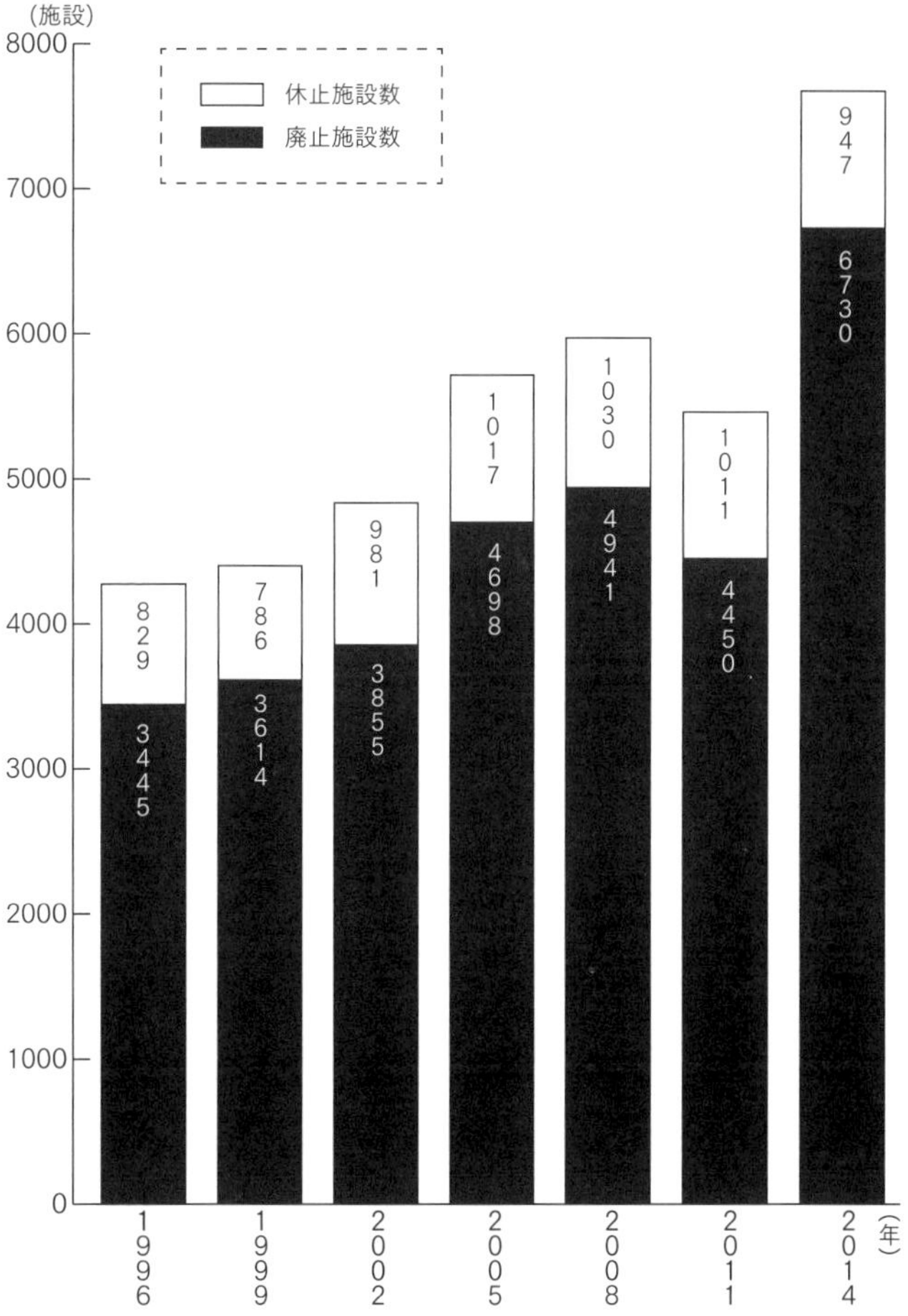

厚生労働省「医療施設調査・医療施設（静態・動態）調査上巻」より作成

後継者不足も深刻です。

日本医師会総合政策研究機構によれば、２０１７年時点の医療機関の後継者不在率は、有床の診療所が79・３％、無床診療所が89・３％、病院が68・４％となっています。[*16]

この調査の「後継者不在率」は、「後継者がいない」割合を示しているのではなく、「後継者が決まっていない」割合なので、必ずしも将来の廃止・休止につながるものではありません。とはいえ、地域医療を担ってきた医療機関が、後継者不足でなくなっていくことは十分に予想されます。

私の地域で後継者の問題がどのようになっているのか、詳しい状況はわかりませんが、もともと医療過疎でクリニックが足りない場所です。

最近は長年にわたって地域で開業しているクリニックの医師から患者さんを紹介されることも多く、「土日も診てくれて助かるよ」「頼りにしているよ」と言われることが増えました。こうした地域医療を守ってくれた先輩医師のバトンを、私はしっかり引き継がなければなりません。

地域別「後継者不在率」（有床・無床診療所の合計）

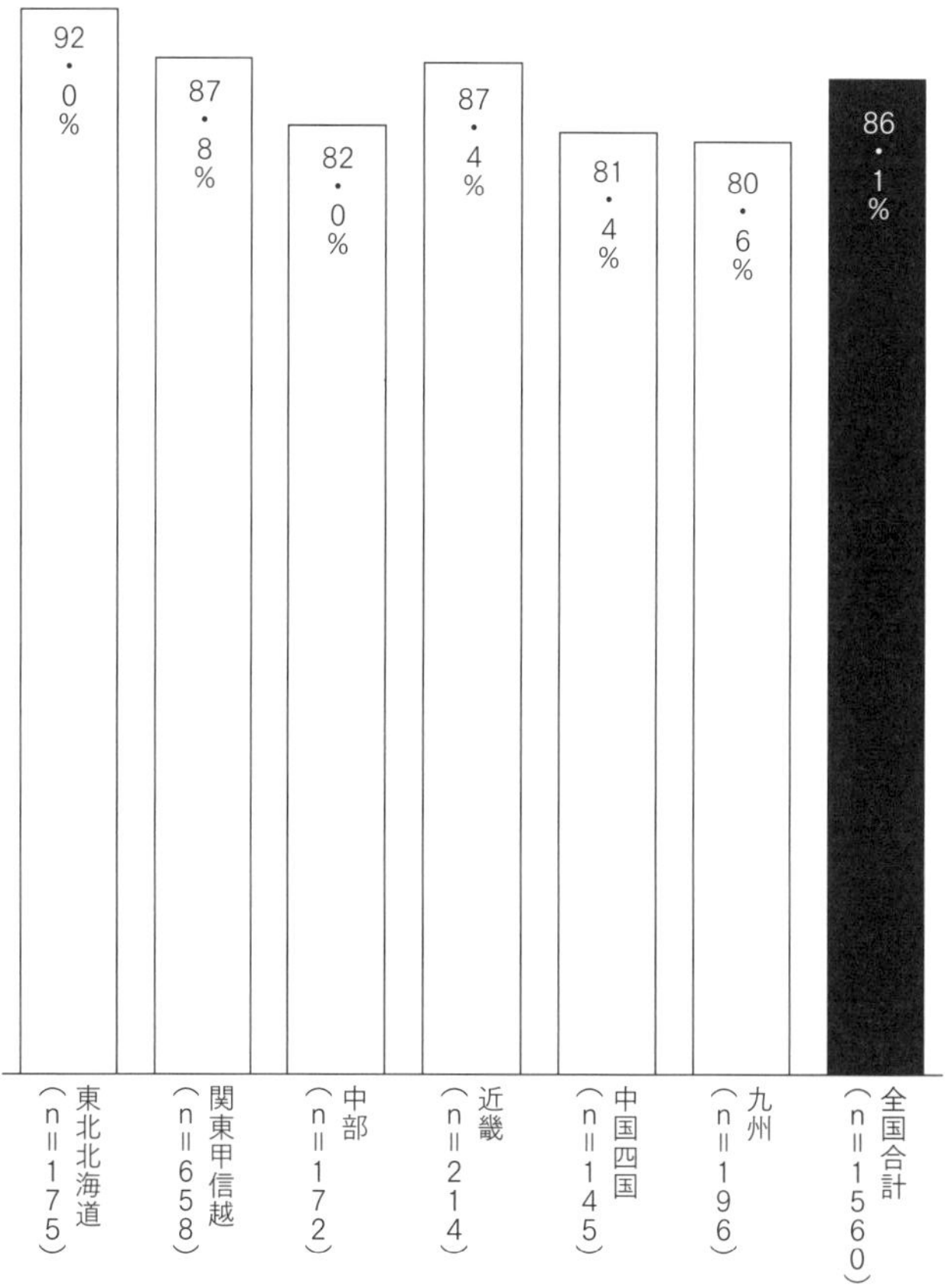

日医総研ワーキングペーパー「医業承継の現状と課題」より

「はたして一人で、菊池先生のようなクリニックが作れるのだろうか」

そんな不安を持つ人もいるかもしれませんが、心配はありません。最初は一人でスタートしたとしても、患者さんが増えてきたら徐々に医師を増やせばいいのです。また、複数の医師でクリニックを運営することもお勧めします。

患者さんのニーズが増えている今こそ、若い医師が地域で開業するベストタイミングです。ぜひ開業して、一緒に日本の地域医療を支えていきましょう。

「地域を守る」「かかりつけ医になる」と決意すれば大丈夫

では、「いつでも、なんでも、だれでも　まず診る　総合診療クリニック」を開業するには、どのような診療技術が必要でしょうか？　私はこれまでに学んできた診療科や専門が（診療に直接携わらない、またはその機会が少ない病理医、麻酔科医、臨床検査医などを除けば）何であっても、総合診療クリニックはできると思っています。

「なんでも診る」、つまり「初期診療」をするためには、診察においてよくある病気の見つけ方、おこなうべき臨床検査や画像検査、その見方から使用する薬までが、教科書にあります。このような知識を土台にして、当院のようなクリニックや、総合病院の総合診療科・救急科などでいろいろな患者さんを診るうちに、不足していた診療技術が身につきます。

当院にも将来の開業を視野に入れながら働いている医師が何人もいます。やる気があるので短期間のうちにみるみる診療技術が上がっていて、患者さんからも信頼されています。頼もしい存在なので、「頑張って、早く開業してくれ」とはっぱをかけています。

「いつでも、なんでも、だれでも　まず診る　総合診療クリニック」をやっていくのに大事なのは、患者さんを一人の人間として「責任を持って診る」というマインドだと思います。このマインドがあれば、外科の診療ができなくても、クリニックは開業できます。なぜなら、早い段階で外科の医師を雇えばいいからです。外科に限らず、自分では対応できない診療分野の医師を募集して、増やしていくのです。

私も最初は一人でスタートして、その後、整形外科医、小児科医、と医師を増やしていきました。現在、初診は私か副院長が総合診療の立場から診ますが、その後、私たちが継続して診ていく担当患者さんは約8割です。専門医にかかりつけ医になってもらったほうがいいと判断すれば、各診療科の医師にお願いします。ただし、総合診療をする医師として、専門医に行った患者さんについても別の症状や病気の疑いなどがあれば、すぐにこちらで診る体制になっています。

患者さんを木に譬えれば、総合診療の立場で少し離れたところから幹がしっかりしていることを確認し、枝葉のところは専門医に診てもらう。幹に問題があれば、すぐに駆けつけるイメージでしょうか。

私がやっているのは特別なことではないと思います。医師であれば、「診てほしい」とやって来た目の前の患者さんを受け入れるのは当たり前のこと。「患者さんのための医療」を心がけ、医師として当たり前の行動をしていれば、結果はおのずとついてきます。「この先生なら、どんな病気も診てくれる」「断られることはない」とわかれば、患者さんはクリニックを絶対にかかりつけにしてくれるからです。やがて、かかりつけにした患者さんの家族もかかりつけになり、それを聞いた友人や近所の人がさらに来てくれるという具合に、患者さんは増えていきます。

【総合診療かかりつけ医に向く人】

医学の知識や手技は当たり前として、それ以外には次の五つの資質がある人が総合診療かかりつけ医には向いていると考えています。

1. 「地域医療を守るんだ」と決意している
2. 開業してからも一生懸命に勉強する
3. 患者さんの目線になって発言・行動できる
4. 会話が明るく、きちんとコミュニケーションがとれる
5. しっかり専門医につなげることができる

これらが大事な、立派なかかりつけ医としての資質です。

救急科で技術を学んだことが役立った

さまざまな症状や不調から、疑われる病気は山のようにあります。問診や検査の結果によってその原因を探るのが私たちのような医師の、プロフェッショナルとしての腕の見せどころです。

私がクリニックをやっていて「特に役立っている」と思うのは、救急科で学んだ技術です。「医の原点」ともいわれる救急科では、おもに救急搬送される患者さんの初期診療から、重症外傷・熱傷・中毒などの重症患者の治療をおこないます。24時間365日、重症から軽症までさまざまな患者さんが搬送されてくるなかで、短時間のうちに適切に診断と初期治療をおこない、状態を安定させて、各診療科につなげることが役割です。

「なんでも診る」と看板を掲げて「自分の診られない症状の患者さんが来たらどうしよう」「初期の対応を間違って、命に関わるような事態になってしまったら怖い！」と思う人もいるでしょう。

私は約7年間救急科で働いたおかげで、クリニックにどのような患者さんが来ても

「どうしよう」と怖くなることはありません。救急科で身につけた「症状からあらゆる病気を疑う」「命に関わる病気は見逃さない」という技術が、患者さんを守るための大きな武器になっています。

象徴的なケースを幾つか紹介しましょう。

❶ 腰痛を訴えてきた男性から腎臓がんが見つかったケース

50代の男性が、「腰が痛い」と来院しました。もともと腰痛症があり、かかりつけの整形外科がありました。ですから男性も最初は整形外科の主治医に「いつもの腰痛と違うので心配です」と相談に行ったのです。ですが、そこで処方してもらった痛み止めを服用してもよくならなかったため、当院にやって来ました。

さっそく問診をして、腰のあたりを触ると、ちょっと触れるだけで「痛い、痛い」と言います。内臓の病気が疑われるのでCT検査をしたところ、大きな腎臓がんが見つかりました。すぐに総合病院に紹介状を書き、受診してもらいました。幸い転移はなかったので、手術を受けることができ、現在もお元気です。

❷ 小学生のひどい頭痛の原因が脳腫瘍だったケース

お母さんに連れられて10歳の男の子がやって来ました。以前から不登校ぎみで、朝起きると「頭が痛い」「気持ち悪い」ということがよくありましたが、1週間前からひどい頭痛を訴えるようになり、「いつもと顔の表情も違うので心配」だと言います。

かかりつけの小児科を受診したのですが、「いつもの頭痛でしょう」と言われ、鎮痛薬を飲んだのですが、よくならないので当院に来ました。脳のMRI検査をしたところ大きい脳腫瘍が見つかり、すぐに大学病院に紹介状を書きました。幸い脳腫瘍の悪性度は低く、手術をしてすっかり元気になりました。

❸ 体調が優れないという80代の女性がひどい肺炎だったケース

「体調が悪い……」。初診だった80代の女性は、息子さんに連れられて、不安そうな顔で診察室に入ってきました。熱はそれほどでもないのですが、「のどがゴロゴロする」と言います。生活習慣病のためにかかっているクリニックに電話を入れたところ、「今日は予約でいっぱいだから、診ることができません」と言われて、当院にやって来たのでした。

高齢者は重い病気があっても、自覚症状が乏しいのが特徴です。ですが「微熱があり、のどがゴロゴロする」という症状や、肺の音から、肺炎が疑われました。CT検査をしたところ重い肺炎が見つかり、すぐに大きい病院に紹介して、入院治療となりました。

患者さんのケースから垣間見える地域医療の現状

この三つのケースからは、地域医療の現状も垣間見えます。「専門性が高すぎる開業医が多い」「さまざまな病気を持つ患者さんには弱い」「緊急疾患に弱い（「急患は断る」「基本的に予約制である」など）」「CTなどの検査設備が整っていない」などという現状です。

私はこうしたクリニックを批判するつもりはありません。CTはどこのクリニックでも備えられるわけではありません。予約でいっぱいのクリニックが、無理に患者さんを入れることは難しいかもしれません。ただ、今の時代にはこうしたクリニックの診療スタイルが合わなくなってきて、限界が生じていると言いたいのです。

さまざまな調査で、多くの人が「理想のかかりつけ医がいない」と思っている現実がありますが、それはかかりつけ医としての役割を担うはずの地域のクリニックに弱点があるからです。その弱点が、このような今の日本のクリニックの診療形態です。

医療財源が潤沢な時代には、まだよかったかもしれません。「クリニックでよくならなかった」、あるいは「クリニックの診療に物足りなさを感じた」患者さんは、フリーアクセスで病院にかかることができました。これを病院も受け入れてきました。

しかし、これからは「大病院は病院でしかできない病気の診療」を、「それ以外の病気はクリニックで診療を」と役割分担をしていかなければならないのです。すでに大病院にかかるには紹介状が必要であるなど、大病院とクリニックの役割分担体制ができています。「かかりつけ医を持ちましょう」と国が盛んに言っているのもこのためです。

けれどもクリニックの弱点が克服されていないために、患者さんは安心してかかりつけ医を持てないのです。地域のクリニックが変わらない限り、大病院志向、夜間の病院への救急受診も減らないでしょう。これは医療者にも、患者さんにとっても不幸な状況ではないでしょうか。

患者さんが困らないように、複数のクリニックが強固に連携して、「うちでは専門が違うので診ることができないから、このクリニックへ」とすぐに紹介できる体制が必要だと思います。一方で、若い医師にはやはり、総合診療かかりつけ医として地域の患者さんを救うために、ぜひ地域で「いつでも、なんでも、だれでも　まず診る　総合診療クリニック」を開業してほしいと思います。

専門性の高いクリニックには、診療科の間口を広げてほしい

すでに開業をしている医師の先生方に、ぜひお願いしたいことがあります。

今、標榜している診療科だけでなく、ほかの診療科も診ることができるように、間口を広げていただきたいのです。

皆さんのクリニックでは、何らかの標榜科（標榜科目）を掲げているはずです。標榜科

は、そのクリニックが得意とする診療科を明らかにする重要な要素です（ちなみに標榜できる診療科目は法律で決まっていますが、現在のところ、なんでも診る「総合診療」の標榜は法的には認められていません）。

現在、日本のクリニックで掲げられている診療科には何科が多いのでしょうか。

全国では直近の統計がありませんでしたが、東京都のクリニックを調査した統計が見つかりました。[*17] ２０２０年10月１日現在における東京都の医療施設（総数２万５４１７施設のうち、休止・１年以上の休診中の施設を除いた２万５１６９施設）を対象にした調査です。そのうち一般診療所は１万３８８９施設でした。

それらの一般診療所が標榜している診療科の１位は「内科」で８１５８施設（一般診療所総数の58・7％）、次いで「皮膚科」２６３７施設（同19・０％）、「小児科」２４９６施設（同18・０％）、「消化器内科（胃腸内科）」１９４３施設（同14・０％）という結果でした。

診療科は複数掲げることも可能なので、この調査結果をもって、「○○科のクリニックが多い」とは一概に言えません。また、東京は専門性を前面に打ち出しているクリニックが多いので、この結果を全国の傾向と当てはめることもできません。ですが、都市部における傾向は見てとれると思います。

私がお願いしたいのは、現在「専門性」を打ち出しているクリニックに、できる診療科目を少しずつ増やしていってほしいということです。

例えば、脳神経外科の患者さんだけを診ているクリニックだとしたら、内科の先生を雇って、内科全般を診られるようにするのです。あるいは、脳神経外科医が、うつ病や肺炎など、いわゆる「日常的な病気や症状（common disease）」を勉強して、患者さんを診てほしいのです。脳神経外科に来る患者さんが、風邪をひくこともあるでしょう。そうした症状を積極的に診てあげるうちに、「あの先生は、脳の病気以外も診てくれるよ」と徐々に評判が広がります。

それは、患者さんが複数のクリニックに行かなくてすむことになります。まとめて診てもらえるので、患者さんはとても喜びます。そして、「この人が私の本当のかかりつけ医だ」と思ってくれるようになります。こうした患者さんの喜ぶ声や喜ぶ顔を医師のやりがいとしていただけないでしょうか。

また、より強く地域医療の必要性を感じてくれたクリニックは、思い切って総合診療クリニックに改名し、「地域を守るクリニック」にしませんか？

「うちでは診ることはできません」。この言葉を発する瞬間、やるせない気持ちになる医師は多いはずです。そうでなければ、医師ではないとも思います。

「いつでも、なんでも、だれでも　まず診る　総合診療クリニック」にすれば、「うちでは診ることができません」と患者さんを断る必要がなくなります。やるせない気持ちにならなくてすむのです。

もっと女性医師に開業してほしい

厚生労働省によれば、2022年12月31日現在の医師の人数は34万3275人。前回調査をした2020年から1・1％増えて、過去最多となりました。そのうち女性は

4・6％増えた8万1139人で、全体の23・6％になります。まだまだ少ないと思いますが、女性医師が初めて8万人を超えて、現在の方法で調査を始めた1982年以降最多となりました。

医学部入試で面接の採点に男女差をつけるなど、女性の受験生を不利に扱っていたことが明らかになった2018年以降、不公正な対応を改める動きが進み、女性合格者が増えました。医学部医学科に入学した女性の割合が、2023年度に初めて4割を超えたことが文部科学省の調査で明らかになっています。女性入学者が5割を超える大学も出てきており、今後もさらに増えるでしょう。

女性の受験生を不利に扱っていた理由として、大学側は「妊娠や出産で休むことが多い女性医師が増えると、当直が回らない」「そうなると、男性医師の負担が増える」などを挙げていました。実際、こうした声が現場の医師からも多く上がりました。けれども働き方改革が準備される過程で、このような声は減ってきたように感じます。

私は逆に女性医師にはどんどん活躍してほしいと思ってきました。ですから、開業にも名乗りを上げてくれることを期待しています。

あまり女性・男性と分けて考えたくはないのですが、地域医療は女性医師に向いていると思います。妊娠・出産や子育ての経験をしていれば、「なんでも診る」診療にも大いに役立てられるからです。

医師の「多様性」がクリニックを回すポイント

私がクリニックを開業して実感したのは、男女に関わらず、働き方に対する考え方は実に多様化しているということです。「当直をたくさん入れてもいいから、患者さんをたくさん診て、早く技術を覚えたい」という医師や、「収入を得たいから、非常勤でたくさん働きたい」という医師もいますが、男性医師のなかにもワークライフバランスを考えて「残業はせずに○時までに仕事を終えたい」と希望する人もいます。女性医師も同じように、「バリバリ働きたい」という人もいれば、「今は子育て中だから、少し仕事をセーブしたい」という人など、いろいろいることでしょう。

いろいろいても、複数の医師がいるクリニックであれば、自分のライフスタイルに合わせて働けることが多いと思います。働く側に多様性があれば、いろいろな患者さんの気持ちを理解して寄り添っていくことにもつながります。

私のクリニックでは、さまざまな価値観を持つ医師を採用することで、シフトがうまく回っています。

採用の条件で譲れないことはただ一つ、患者さんのため、地域医療のために「なんでも診る」「いつでも診る」という当院の基本理念に賛同できるかどうか。ただ、これだけです。短い勤務時間であっても、常に患者さん目線の診療を心がけてくれれば問題ありません。時間外の部分は、ほかの医師がしっかり引き継ぎます。

当院は「フルタイムで働くことができなくても、総合診療に興味のある医師であれば、ぜひ来てほしい」というスタンスです。

すでにお話ししてきたことですが、これからは病院もクリニックも、徐々に一つにまとまっていかなければならない段階にきています。小さい医療機関が点在しているよりも、地域ごとになんでも診る医療機関があるほうが役に立ちます。超高齢化社会に加え、労働人口が激減する時代になるので、今までとはまるっきり考え方を変える必要があります。

地域のクリニックの医師は高齢化し、輪番の休日診療がままならないところも増えています。クリニックの経営者の視点も変える必要があるでしょう。女性も男性も含めて複数の医師の力を結集した「いつでも、なんでも、だれでも　まず診る　総合診療クリニック」を作ることがポイントになってきます。

病院と連携すれば、「3者」が幸せになれる

「なんでも診ると看板を掲げていても、自分では診ることのできない症状や病気の患者さんも来るでしょう。そのようなときに、どうするのが適切なのでしょうか？」

これはよく聞かれることです。「いつでも、なんでも、だれでも　まず診る　総合診療クリニック」を開業しようと思ったときに、二の足を踏んでしまう理由の一つでもあるでしょう。

もちろん、そうならないために総合診療科や救急科で経験を重ねる、あるいは自分ではできない専門分野の医師にクリニックに入ってもらうなどの方策がありますが、それでも診ることができない場合はあります。

そのような場合に備えて予めすべきなのは、診療が難しいと判断した患者さんを、適切に診療できる専門医や病院に紹介できる体制を整えておくことです。

このようなこともまた、地域のかかりつけ医に必要な能力だといえるでしょう。

実はうちのクリニックも、たくさんの紹介先を持っています。参考までに、当院が1年間に患者さんを紹介した主な医療機関と件数を記します（次ページ）。

患者さんを他院に紹介するのは、「自分では診ることができないケース」だけではあ

きくち総合診療クリニックの令和5年度紹介実績
（2023年4月1日～2024年３月31日）

藤沢湘南台病院	270
海老名メディカルプラザ	131
海老名総合病院	115
大和市立病院	73
綾瀬厚生病院	50
北里大学病院	28
座間総合病院	23
その他（眼科クリニック、耳鼻科クリニック、皮膚科クリニックなど）	408
合計	1098

りません。検査の結果、「がんなどの重い病気が疑われるから、紹介が必要」ということも当然あります。

軽い症状の背景に重い病気が隠れている患者さんは、総合診療クリニックでは珍しくありません。それはクリニックの評判が上がり、患者さんが増えるほど多くなります。ＣＴなどの画像機器を備えているクリニックであれば、なおさらです。

患者さんから「かかりつけ医」として信頼されているクリニックであっても、患者さんから「一度、病院で診てもらいたい」と言われることがあります。そういうときには理由を聞いたうえで、必要であれば紹介状を書き、「いってらっしゃい」と気持ちよく送り出してあげることが大切です。

何事もなければ「よかった」と言って戻ってくることがほとんどで、病気によっては病院とクリニックで並行して治療を進めていくことになるケースもあります。先述した「ダブル主治医制」（１１５ページ）です。

そのためにも、患者さんのニーズに合わせて「ここなら自信を持って紹介できる」という医療機関を複数持っていることが必要です。患者さんに信頼されるポイントでもあります。

私も開業してしばらくの間は、近隣の病院にしょっちゅう挨拶に行き、患者さんの受け入れをお願いして回ったものです。

足腰が弱ってきて通院ができなくなった患者さんを受け入れてもらえるように、在宅医療に取り組んでいるクリニックとも懇意にしています。

言わずもがなですが、医師の使命は患者さんの命と健康を守ることです。この思いは基本的にどの医師も一致しているので、たいていの場合、紹介はスムーズにいきます。また、紹介しているうちに病院や医師の腕もわかってくるので、「この病気はこの病院に」と即座に判断できるようになります。

地域のクリニックがかかりつけ医となって初期診療をおこなう。専門治療が必要な病気であれば、高度医療を担う病院の専門医につなぐ。この体制によって、地域の患者さんは守られます。この連携がうまくいけば、今のように救急外来が逼迫することはなくなり、医師の過重労働問題も解消されます。つまり、患者さん・クリニック・病院の3者にとって、幸せな状況になるのです。

「なんでも診るクリニック」の成功例

この章の最後に、「いつでも、なんでも、だれでも　まず診る」マインドを持つ開業医仲間の一人を紹介します。千葉県八千代市で「やちよ総合診療クリニック」を開業している沖《おき》一匡《かずただ》医師です。沖医師は救急、麻酔科、外科の後に総合診療を学び、開業しました。

やちよ総合診療クリニックの診療科目は救急科、内科、外科、整形外科、リハビリテーション科、麻酔科、脳神経外科、小児科、アレルギー科、泌尿器科。複数の医師が診療していて、平日は夜9時まで。土日祝日も診療していて、当院のスタイルにとても似ています。

沖医師が目指していたのは「国境なき医師団」で活躍することでした。琉球大学医学部医学科を卒業した後、7年目には赤十字病院の派遣でウガンダをはじめ、海外の医療活動に従事し、２０２０年に開業しています。日本全国で問題になっていた「救急車のたらい回し問題」を改善したかったのだそうです。

沖医師は開業する前にホームページで私のことを知り、連絡をくれました。とても嬉しかったことを覚えています。

やちよ総合診療クリニックは今、一日の来院患者数が３００名を超えて、救急車を年間８００台も受け入れています。地域医療に大きく貢献している素晴らしいクリニックです。

このように、まだ数は少ないかもしれませんが、全国に同じマインドを持つ医師がほかにもいることを信じています。そして、これから私たちのようなクリニックを開業したいという気持ちを持って、この本を読んでくれている若い医師がいることを期待しています。

第5章

若い医師の開業を後押しする教育、政策

「総合診療クリニック」を日本中に広めるには、医学教育を変え、開業を後押しする行政のサポートが大きな力になります。大学や公の機関にぜひお願いしたい、医学教育の変革や行政の取り組みを提言します。

医学教育で「総合診療教育」をもっと増やす

「いつでも、なんでも、だれでも　まず診る　総合診療クリニック」が増えない原因として、大学の医学部教育の弊害があると思います。

医学部では5、6年次に病院実習をおこないます。病院実習ではさまざまな診療科を回りながら、将来自分がどの診療科を選ぶかを決めていきます。ですが、実習先の大学病院はそもそも診療科別に分かれているのです。この時点で「なんでも診る」は一つの選択肢として上がってこないわけです。

自分の研修医時代を振り返ってもそうでした。病院で実習をしながら同期の仲間たちと交わすのは、「将来、どの診療科に行くのか？」「何を専門にするのか？」という会話でした。

2004年に医師臨床研修医制度が新しくなり、「スーパーローテイト方式」が採用されました。それによって、初期研修で一通りの科を研修できることになりました。医師になった直後の2年間で、じっくり診療科を選べるようになったのです。それでもやはり「スーパーローテイトの後は、何を専門にするか、何を診るか」に若い医師の関心は向いていると思われます。

大学によっては総合診療科があり、そこで学んだことを機に総合診療専門医を目指す医師もいます。しかし、後期研修で総合診療の技術を身につけても、「開業しよう」とはなかなか思えません。

地域医療を守るためには、医学部実習や初期研修で、私がやっているような地域のクリニックに行ってもらったり、歯科医院と同じように「開業が当たり前の選択肢」として早くからロールモデルになる人を見せたり、開業するまでの道筋を授業の中で示すなどの取り組みが役立つのではないかと思います。

もちろん、ロールモデルとして私に話をする機会をいただけるのであれば、どこにでも喜んでうかがいたいと思っています。

開業医の「価値や魅力」を伝えるような教育を

日本には、医師国家試験に合格すると大学の医局に入り、診療科別に専門医を育ててきた歴史があります。

その背景には、医療技術の進歩があります。新たな治療法がどんどん登場し、そのために医師は学ばなければならないことが多くなりました。その結果、診療科が臓器別に細分化されてきたわけです。かつて病院で「外科」といえば消化器から心臓、乳房まで多くの臓器を手術で治す診療科でしたが、今は消化器外科、循環器外科、乳腺外科などに分かれて、医局も別々です。

診療科別に診ることとは、その分野で高いスキルを持つ専門医が育つという点で大きなメリットがありました。日本の病院の医師は身を粉にして、技術の習得に真摯に取り組みます。その高い技術で多くの患者さんを救ってきたのです。

その一方で、開業医の評価は低いままです。多くの患者さんたちがいまだに大病院志向であることが、その証左です。

専門医の育成ももちろん大事ですが、地域医療のためには役割を明確に分けると同時に、地域医療を支える開業医の評価を上げることが大事だと考えています。そのためにどうすればいいのか。これという秘策はありませんが、一つにはやはり医学教育です。医学教育の場で「地域医療を支える開業医はすごいんだよ」と、開業医の価値や魅力をもっと伝えてほしいのです。

マスコミも「神の手」「スーパードクター」などと、高い専門技術を持つ医師に注目しますが、それは医療の本質ではありません。本当は「なんでも診る」「いつでも診る」開業医が「地域のスーパードクター」だと私は思います。

総合診療かかりつけ医の「育成プログラム」

現在、大学の医学部にも、大学病院にも、「開業医になるためのプログラム」は用意されていません。地域医療に携わるプログラムを設ける大学は増えてきましたが、それは僻地の病院勤務を想定していて、開業に直接つながるものではありません。では医師会はどうかといえば、開業後の指導やアドバイスをする立場にとどまっています。今のままでは、地域医療を守る総合診療クリニックが増えることは期待できません。

地域医療を守る総合診療かかりつけ医を育て、総合診療クリニックを増やすためには、どのような教育プログラムが理想でしょうか。

アイデアレベルではありますが、自分の経験をもとに、総合診療かかりつけ医に必要な技術と、育成のための習得ステップを考えてみました。いずれも私が実際にクリニックを開業するまでの経緯を振り返ったときに必要だと思ったことです。総合診療かかりつけ医を目指したいと考える医師や医学部生、そして大学の医学部や大学病院、医師会など関係者すべてに、次のプログラムを参考にしてもらえたら嬉しく思います。

内科も外科もできる、総合診療かかりつけ医に必要なスキルと資質

□ 生活習慣病（高血圧、糖尿病、脂質異常など）の診断、治療ができる

□呼吸器疾患（気管支喘息、肺気腫、肺炎）の診断、治療ができる
□心臓病（心筋梗塞、不整脈、心不全）の診断、治療ができる
□内科救急、外科救急（頭痛、胸痛、腹痛、背部痛）の診断、治療ができる
□マイナーな診療科の救急（眼科、耳鼻科、皮膚科）の診断、治療ができる
□心療内科、精神科のメジャーな疾患（うつ病、不眠症、適応障害など）の診断、治療ができる
□整形外科（首・肩・腰・膝の痛み、骨折、骨粗鬆症）の診断、治療ができる
□認知症の診断、治療ができる
□レントゲン、CT、MRIの読影ができる
□主な薬剤を処方することができる
□患者の目線に立って診療できる
□患者に優しくできる
□「なんでも診る」「いつでも診る」「だれでも、まず診る」という気持ちを、強く持っている

医師1年目から開業までの習得ステップ

初期研修1年目	内科（特に循環器、呼吸器、消化器）
初期研修2年目	外科、整形外科、麻酔科。特に外科ではたくさんの画像診断を勉強する（総合診療かかりつけ医は痛みなどの症状で受診した患者さんに手術が必要かどうか、見極めるために正確に画像を診る能力が欠かせない）
3年目～5年目	救急科（特に1次～2次救急）。および、精神科・放射線科のプライマリ・ケアを中心に勉強
6年目	内科外来・検査（自分が好きな科、小児科・外来）
7年目	内科外来・検査（自分が好きな科）
8年目～10年目	国が指定する全国の（当院のような）クリニック数カ所で研修しながら、開業準備。医師複数で開業するのもよい
11年目	地元で開業

こうしたプログラムが機能して、全国に総合診療かかりつけ医が増えていけば、その医師のいるクリニックが「研修施設」になるでしょう。そうなれば、総合診療かかりつけ医を目指す医師は、研修施設でイチから効率よくステップを踏んで学んでいくことができます。

ただし、繰り返しになりますが、研鑽を積むなかで「患者の目線になれるか」「患者にとことん優しくできるか」「患者を突き放さないで、患者が納得できる形で治療できるか」を常に自分に問いかけ、実行できるマインドを育てることが大切です。

「地域枠」ではなく、「総合診療かかりつけ医枠」の創設を

医学部教育だけでなく、「医学部の入試方式」を工夫する案も考えました。

厚生労働省の医師・歯科医師・薬剤師統計によると、日本の医師数は２００２年から２０２０年の間に、26万２６８７人から33万９６２３人となり、７万６９３６人増加しています。このように右肩上がりに医師が増えたのは、現役の医師が増えていることも

ありますが、もう一つは２００８年から国が医学部の「臨時定員」を増やしたからです。臨時定員というのは、医師不足が特に深刻と認められる地域で暫定的に認可される医学部定員です。

医学部の臨時定員が設置された背景には、「医師偏在」の問題があります。大和総研による「医師過剰時代の偏在対策」[*18]によれば、人口10万人当たりに対する医師の人数の全国平均は、２０２０年は２５６・６人でしたが、最多の徳島県（３３８・４人）と最少の埼玉県（１７７・７人）とでは、人口当たりの医師数に約１・９倍もの開きがあります。都道府県別に比べると、全国平均に対して、青森県、岩手県、山形県などの東北地方と、東京を除く関東地域では少なく、西日本では多い傾向があります。

この臨時定員の中に、地域の医師を増やす取り組みとして、「地域枠」制度が導入されました。大学の医学部に「地域枠」で入学した学生は、卒業後に研修医の期間を含めた一定年限はその自治体で医師として働くことを条件に、修学資金の貸与などが受けられ、任務を終えれば返済が免除されます。

地域枠の定員数は年々増加していて、厚生労働省「医師養成過程を通じた医師の偏在対策等に関する検討会」の資料[*19]によると2023年は19・1%、約5人に一人が地域枠だといわれています。それでもまだ、医師偏在の問題は解消されていません。

朝日新聞デジタル[*20]によれば、医師不足が続く茨城県では、自治体が2009年度に「地域枠制度」をスタートさせました。ですが、15年たってもまだ全国平均には到達していないとして、臨床研修先としての魅力を高めるために県内の指導医体制を充実させたり、県内へのUターンなどを希望する医師と医療機関をマッチングさせたりする取り組みをしています。

「地域枠」はたしかに必要な制度だと思います。地域枠がなければ、地域医療に携わる医師はもっと減ってしまい、今よりも厳しい状況になっていたでしょう。ですが、残念ながら地域枠でかかりつけ医が増えるとは思えません。

地域枠で入った医師の多くは、僻地の病院に従事することを求められます。ですが、その後、その地で開業した医師はほとんどいないと思います。しかも、任期を終えると、都市部の病院に行ってしまう医師が多いようです。つまり、その地域に医師として定着する動きにはなかなかなっていないのです。

今足りないのは、「いつでも、なんでも、だれでも　まず診る　総合診療かかりつけ医」です。いくら大学で地域枠を作って医学生を増やしても、それだけでは超高齢化する日本の地域医療は守られないのです。

そこで提案したいのですが、「地域枠」ではなく、各大学に「総合診療かかりつけ医枠」といった枠を作り、「地域での開業ありき」で医師を育ててはどうでしょうか。

総合診療専門医に求められる資質・能力

20年ほど前に大人気となったテレビドラマ、「Dr.コトー診療所」（フジテレビ系　1期は2003年7〜9月）では、「たった一人の医師」として島民の命を守る主人公と、それを取り巻く島民たちの物語が描かれました。主人公はまさに「いつでも、なんでも、だれ

でも　まず診る」地域の総合診療かかりつけ医を絵に描いたような人物でした。

若い医師のなかには「Dr.コトーのようになりたい」と思って医学部に入った人も多いはずです。現実には専門医を養成する日本の医学部教育のなかで、気づけば「専門を極めなければ医師ではない」というマインドになってしまう医学生が多いのですが……。それでも少し期待できるのは、「総合診療専門医になりたい」と考える若い医学生が増えていることでしょう。

総合診療専門医については、これまでに幾つかその問題点を指摘してきましたが、現段階では私が増やすべきだと考えている「総合診療かかりつけ医」に最も近い診療科であることは間違いありません。


次ページに載せたのは、日本専門医機構：総合診療専門研修プログラム整備基準による、「総合診療専門医の7つの資質・能力」を岩手医科大学医学部の下沖収教授（救急・災害・総合医学講座総合診療医学分野）がまとめたものです。[*21] ここに挙げられている七つの能力があれば、初期診療から病院の総合診療に至るまで、幅広く対応できるといわれます。

5.地域包括ケアを含む地域志向アプローチ

1）保健・医療・介護・福祉事業への参画

2）地域ニーズの把握とアプローチ

6.公益に資する職業規範

1）倫理観と説明責任

2）自己研鑽とワークライフバランス

3）研究と教育

7.多様な診療の場に対応する能力

1）外来医療

2）救急医療

3）病棟医療

4）在宅医療

到達目標：総合診療専門医の７つの資質・能力

1. 包括的統合アプローチ

　1）未分化で多様かつ複雑な健康問題への対応

　2）健康増進と疾病予防

　3）継続的な医療・ケア

2. 一般的な健康問題に対応する診療能力

　1）適切な身体診断、検査および治療法の実施

　2）一般的な症候への適切な対応と問題解決

　3）一般的な疾患・病態に対する適切なマネジメント

　4）効率よく的確な臨床推論

3. 患者中心の医療・ケア

　1）患者中心の医療

　2）家族志向型医療・ケア

　3）患者・家族との協働を促すコミュニケーション

4. 連携重視のマネジメント

　1）多職種協働のチーム医療

　2）医療機関連携および医療・介護連携

　3）組織運営マネジメント

これをすべてできれば、総合診療かかりつけ医の条件を満たします。言い方を変えれば、この七つの資質・能力を発揮できるかどうかが大事なのです。

ですが、現実はどうでしょうか？　例えば「患者中心の医療・ケア」がどれだけ実現できているでしょうか。病院の総合診療科では、患者一人ひとりの診療に多くの時間を割くことができません。総合診療専門医で「外科は専門外」と言う医師が少なくないことを、患者さんから聞くことがあります。

総合診療専門医が身につけている資質・能力は、今の日本の医療にとって非常に価値のあるものだと思います。だからこそ、七つの資質・能力をいかんなく発揮してほしいと心から思っています。

総合診療専門医にかける地方病院の期待

地方の病院では、医師不足を補うために、総合診療専門医に期待をかけています。

２０２４年3月、北海道放送「ＨＢＣニュース」が「医師の残業を規制する『医療の２０２４年問題』　現場は救急体制へのマイナス影響懸念『たらい回しが多く発生する可能性』」という特集を放送しました。[*22]

北海道の市立函館病院は、これまで一人を奥尻町国保病院に、もう一人を松前病院に派遣していましたが、２０２４年４月に派遣を中止しました。奥尻町は函館市から遠く、移動時間などをほかの医師でカバーしきれなくなったことが、派遣を中止した理由だそうです。

また、函館の夜間救急センターの小児救急の医師が高齢になり、ほかの医師に引き継ぐ関係で、松前病院への派遣も中止になったといいます。

この事態の打開策として、奥尻町国保病院には、新たに栃木県の大学から総合診療医が派遣され、松前病院ではもともといる総合診療医が小児科をカバーしています。

こうした総合診療医の力を、もっともっとよい形で広げていく必要があります。さらにやる気のある医学生や若い医師を、どうやって地域医療の担い手につなげるかが鍵でしょう。

総合診療専門医は唯一「断る理由にならない専門医」

総合診療専門医の役割について、この分野で有名な東邦大学医療センター大森病院院長、同総合診療・急病センター（内科）のセンター長を務めた瓜田純久医師の見解が「Medical note」に掲載されていました。[*23] その中にとても印象に残る言葉があったので、抜粋して紹介します。

> 現在の医療における診療科システムでは、高度に発達した専門領域がポツンポツンと点在しており、限られた受け入れ先を求めて患者さんが必死に渡り歩くようなイメージがあります。それはまるで、剣山のうえを歩くようなものです。
>
> （略）非典型的な症状で受診された場合、あるいは合併症があり単一診療科で治療

が完結できない場合、専門診療科に受診しても「ここでは診ることができない」と判断された患者さんは、どこに行けばよいのでしょう。
（略）ほかの診療科が「うちの専門ではない」と受け入れを拒否した場合でも、絶対に断らない。専門医資格は「その領域以外は診ませんよ」という断る理由にもなっているのが現状です。その意味で、総合診療専門医というのは、「唯一断る理由にならない専門医」ともいえます。（後略）

「総合診療専門医は、唯一断る理由にならない専門医」だという言葉が、私の胸に響きました。

繰り返しになりますが、総合診療専門医の多くは病院に勤務しています。この記事で言われているように、原因がはっきりしない症状の患者さんや、複数の病気を抱える患者さんを診ることが職務で、コンサルテーションが仕事ともいわれています。

クリニックで初期診療をする私とはフィールドが違いますが、どんな患者さんも診るというマインドはまったく同じであり、このような話は非常に励みになります。

また、総合診療専門医を目指したいという若者が増えていることにも期待します。ぜひ、そこから大勢の医師が「いつでも、なんでも、だれでも　まず診る　総合診療クリニック」を開業してほしいと願っています。

総合診療専門医だけではありません。どんな診療科も、どんな医師も、病気や怪我で困っている患者さんを救うためにいるはずです。今こそすべての医師が結集して、地域医療を、日本を守るべきです。一人では小さな力でも、結集できれば何倍もの力に変わります。

「総合診療科」が標榜科目に認められる可能性が出てきた

この本をまとめている最中の２０２４年６月、「厚生労働省が、総合診療医の普及を促進するために、総合診療科を標榜できるよう検討を始めた」（日本経済新聞）というニュースが飛び込んできました。[*24] 現在は「総合診療科」を標榜できない決まりになっていることは前に述べましたね。

総合診療かかりつけ医の普及を願う私にとって、これはビッグニュースです。まさに「なんでも診るクリニック」を増やさなければならないという、国の危機感のあらわれだとも思います。臓器別・専門別のクリニックからの脱却を望んでいると言ってもいいかもしれません。

「総合診療科」を標榜するために、どのような条件を満たす必要があるのかは、まだはっきりわかりません。私としては、この看板を掲げたクリニックが「総合診療ができる医療機関」として、「なんでもまず診る」マインドを持ってくれることを期待するばかりです。

そして、既存のクリニックも含めて、同じマインドを持つ多くの医師が「総合診療科」を掲げるクリニックを開院してくれることを願っています。

クリニック開業の資金援助に動き出した地方自治体

現在、日本には10万軒以上のクリニックがありますが、ほとんどの医師は自分の得意とする専門分野（診療科）で開業しています。これから開業する医師には、総合診療のできるクリニックをどんどん作ってもらわないと、地域医療がもちません。

とはいえ、開業にはやはり、幾つかのハードルがあります。経営のことをゼロから勉強しないといけないということもありますが、一番大きな問題は開業のための資金でしょう。いくら総合診療の力を持っている医師でも、ここをクリアする覚悟がないと開業は難しくなります。

総合診療かかりつけ医が開業しやすくするために、国や地方自治体による資金面のサポートが必要不可欠だと私は考えています。

こうしたなかで、２０２４年に入ってから、嬉しいニュースが幾つも飛び込んできました。そのなかから3件を紹介します。

❶新潟大学医学部の基金に県が寄付

まず、新潟県の話です。新潟県は全国で医師が非常に不足している地域の一つです。そこで県は地域医療を担う医師の育成に役立ててもらおうと、2024年4月、新潟大学医学部に寄付金を贈りました。[*25]

これは新潟大学医学部が2023年2月に設立した「〝日本一〟の医師育成拠点創設基金」への寄付金で、金額は5000万円でした。基金は最先端の教育環境を整備することで、地域社会のニーズに対応できる医師を育成しようと設けたものでした。

新潟大学の佐藤昇医学部長は、「ICTを駆使しテクノロジーを使って、医師は少数であっても幅広い総合診療能力を持ってカバーできる医療人材をこういう基金を使いながら育成していきたい」と語っています。新潟大学は今年度から順次、VR機器や遠隔診療機器の導入などを進める予定です。

新潟県の花角英世知事は「地域医療は大変厳しい状況に置かれている。県民がどこに住んでいても安心して質の高い医療を受けられる環境づくりに取り組んでもらいたい」と話しました。

このニュースでは、基金の使い道が直接、地域の開業医のサポートにつながるとは書かれていません。しかし、このように地方自治体が地域医療をより直接的にサポートしていこうという動きは、医師にとっても、県民にとっても、福音になると思います。

❷ 鹿児島県大崎町が診療所の開設に最大1億円を助成

クリニックの開業に向けて、具体的な支援策を設けた自治体もあります。NHKの「鹿児島 NEWS WEB」が5月14日に配信したニュース[*26]によれば、鹿児島県大隅半島の東部に位置する大崎町は、医師不足によって地域医療が立ちゆかなくなる可能性があるとして、町内に診療所を開設する場合に「最大1億円を助成する」事業を始めたと発表しました。

大崎町ではこの数年間に、医師の高齢化のために二つの内科の医療機関が閉まりました。町内にある内科は3カ所となり、いずれも医師が65歳以上となっているため、今後さらに医師不足が進むことが懸念されています。そのため、今年度から内科や小児科の診療所を町内に開設する場合に、町が費用を助成する事業を始めたのです。

具体的には、町内で10年以上診療をおこなうことを条件に、土地の取得費用、診療所の建設費、医療機器の購入費用に対して、かかった費用の3分の2を上限に、合わせて最大1億円を町が負担するということです。

③千葉県我孫子市が小児科支援に助成金

『毎日新聞』2024年2月27日の記事によれば、千葉県我孫子市では、市内で新たに小児科を専門に診療する医療機関の開設者に、開業資金として最高1500万円、事業継続費として年額100万円などの助成を始めました。

我孫子市内では現在、小児科医院や小児科を設置している医療施設は7カ所あるものの、担当医の高齢化などで休診日が多く、将来は閉院の意向を示している施設もあり、「4、5年先には2、3軒になってしまう恐れがある」（星野順一郎市長）とのこと。小学校の校医の多くも、小児科ではなく内科医が務めているのが現状だと言います。

そのために公的補助や資金援助で、開業の施策化を進めてきたのです。おもな施策は、次のような内容です

・新たに開業する診療施設に上限1000万円を交付
・開設地がJR我孫子駅、天王台駅周辺の場合、さらに500万円を加算
・開業2年目から4年間、運転資金補塡の名目で年100万円を交付
・運転・設備資金合わせて3500万円までの借入金に対し、利子の全額を補塡

この施策がすごいのは、すでに開業しているクリニックが新たに小児科専門医を常勤で雇って、小児科を設置するなどのケースも対象としていることです。今、専門の診療で開業しているクリニックが、「なんでも診る」地域の総合診療かかりつけ医になる第一歩だと思います。

このような施策は今後も次々と出てくると思います。課題はこうした施策に手を挙げてくれる若い医師がどんどん増えてくれることです。

「地域医療を守りたい」
「患者さんに信頼される本当のかかりつけ医になりたい」

こうしたマインドを持っている医師は、ぜひ、クリニックを開業してください。

理想は2040年までに、人口3万人に1軒ぐらい、「いつでも、なんでも、だれでも　まず診る　総合診療クリニック」があることです。そこには医師が複数いることはもちろん、大学から派遣される医師が数名いるとなおよいでしょう。必要に応じてすぐに大学病院に紹介できるからということもありますが、なにより大学病院の医師がクリニックで総合診療を学べる研修先にもなるからです。


これから、もっともっと、こうした動きを加速させていく必要があります。

人生100年時代、みんなが健康で長生きができるように、私たち医師や医療者にできることはたくさんあります。そのためには、みんなが手と手を取り合って、気持ちを結集して、医療を守っていくことです。

この動きにどうか協力をしてください。

みんなで地域医療を守っていきましょう。

おわりに

２０１７年、きくち総合診療クリニックは約60坪からスタートしました。当初はレントゲン、ＣＴ、内視鏡の検査器機を備えました。

そこから患者さんのニーズに合わせて、２０２０年には2階に診療フロアを拡張（約１２０坪）しました。ＭＲＩを導入し、リハビリ室も設置。さらに小児科の診療をスタートしました。

ＭＲＩの導入によって、頭痛・胸痛・腹痛・背部痛などでやって来た患者さんにその場で画像検査をして、前立腺がんや子宮がん、膀胱がんの病気も早期に見つかるようになりました。頭痛や手足のしびれがあった場合、すでに導入していた頭部ＣＴとＭＲＩを使うことで、脳梗塞や脳出血の有無を確認できるようになりました。

このほか、心電図や超音波検査、採血などを組み合わせることで、心臓病などほかの病気も早期に診断が可能になっています。

リハビリ室を作った理由は、患者さんを診ていてリハビリテーションの重要性を実感したからです。整形外科の病気では、病気が見つかり、手術がうまくいっても、術後に痛みが残って歩けないことがあります。うまく歩けるまでには理学療法士など専門家の指導を受けながら、時間をかけてリハビリをする必要があります。

患者さんには「家から近いところでリハビリしたい」「ほかの病気も診てもらっているクリニックでリハビリを受けたい」と言う人が多いのです。そういう人たちが取り組めるように、広く快適なリハビリ室にしました。

脳梗塞や脳出血の後は、後遺症をできるだけ残さないために、早期のリハビリはもちろん、回復した機能を落とさないために、つらくても、面倒でも、リハビリを長期に続けていくことが大事であると、病気になった父からも教えてもらいました。

2024年春、きくち総合診療クリニックの第2ステージがスタートしました。

ちょうど1年前、クリニックの入っているビルの2階の広いテナントが空きそうな気配があったので、直感を信じてすぐに管理会社に連絡し、すでにある2階を「さらに大幅に拡張したい」と伝えました。それから約1年間の工事が終わり、待合室100席、診察室5部屋（隣のテナント約250坪を加えて、計約390坪）となりました。

総合診療とは、一人の患者さんを数多くの職種で支えることも意味しているので、一つのクリニックでなんでもできるのは最良のことだと自負しています。

今後の展望もあります。

休みのないクリニックを目指します。

また、現在のクリニックには足りない、眼科や耳鼻咽喉科などを増やしたいと思っています。

3年以内には、このクリニックを中心にサテライトクリニックや介護施設を増やしたいと思っていますし、総合診療ができる医師を増やして、訪問診療・訪問看護・訪問リハビリテーションもやります。

そして、いつかはアフリカの貧しい国に診療所を作るという、個人的な思いですが、最終的な夢も頭の片隅にあります。私のやりがい、生きがいは、「ここがあってよかった」と言ってくれる患者さんの声を聞くことです。そういう言葉を聞くと、疲れが一気に吹き飛びます。

私は自分を「総合診療かかりつけ医」と名づけ、「いつでも、なんでも、だれでもまず診る　総合診療クリニック」を理念に、その職務をまっとうすることに努めてきました。さらに、同じような医師を増やしたいと思って、ブログなどで啓発に努めてきました。

何よりもやりたいのは、このようなクリニックを開業したいと思ってくれる医師を増やすこと。そして、そうしたマインドを持つ若い医師へ、できる限りのサポートをすることです。

どうか総合診療かかりつけ医での開業について、少しでも興味のある医学生、研修医、勤務医の先生方は、いつでもご連絡ください。開業のアドバイスなど、何かお手伝いができると思います。

日本全国で考えると、人口3万～4万人に一つ、総合診療かかりつけ医がいるクリニックがあることが理想だと感じています。

総合診療かかりつけクリニックが自分の家の近くにあれば、患者さんは最初から総合病院で受診する必要がなくなります。「いつでも、なんでも、だれでも　まず診る　クリニック」が全国に広がれば、自分のかかりつけを一つに決めることができます。

日本中に「いつでも、なんでも、だれでも　まず診る　総合診療クリニック」が広がれば、私の人生に後悔はありません。今はまだ、それを実現するべく、がむしゃらに走る時期だと思っています。


最初は一人でこんなことを言っても、誰も相手にしてくれないと思っていました。それでも諦めずに、ブログで思いを発信するうちに、私の活動を取り上げてくれるメディアがポツポツと出てきました。

2024年だけでも、5月には『週刊エコノミスト　臨時増刊5月13日号』誌上で、

「2024年を牽引する40人の経営者」の一人として、私の活動が紹介されました。7月にはインタビューマガジン『B.S.TIMES』の、さらに8月には『TIME（タイム）』誌アジア版の取材を受けました。少しずつでも関心が広がっていることを実感しています。

この本を通じて、さまざまな意見を述べさせていただきました。開業して8年目の私が、先輩の医師たちに意見を言うのはおこがましいとも思いますが、このままでは地域医療の崩壊が目に見えていると思うと、居ても立ってもいられませんでした。同じように危機感を持っている医師は多いと思います。

この機会を通じて、同じ考えを持つ医師や医療関係者、行政の方と連携ができればと強く願っています。

今、この瞬間にも、何かしなければ、動かなければという焦りと使命感があります。

今日も、明日も、「いつでも、なんでも、だれでも　まず診る　総合診療クリニック」を全国に普及させるためにできることを全力でやっていきます。

なお、総合診療かかりつけ医の仕事について、わかりやすく紹介した漫画も作りました。これは患者さんにも好評で、左ページのＱＲコードから無料で見ることができます。興味のある方はぜひ、ご覧ください。

いつも頑張っているクリニックの仲間たちに感謝いたします。

最後まで読んでいただき、本当にありがとうございました。

きくち総合診療クリニックのホームページの「総合診療かかりつけ医漫画」をご覧になれます。総合診療かかりつけ医の仕事について、わかりやすく紹介しているコミックスです。

https://kikuchi-geclinic.jp/comics/index.html

＊8　「公的病院『統廃合』で予測される影響」北海道民医連ウェブサイト（2020年3月12日）
https://dominiren.gr.jp/newspaper/movement/575/

＊9　帝国データバンクレポート「医療機関の『休廃業・解散』動向調査（2023年度）」（2024年4月17日）
https://www.tdb.co.jp/report/industry/84vqpbtxk1d/

＊10　「令和3(2021) 年度 国民医療費の概況」厚生労働省
https://www.mhlw.go.jp/toukei/saikin/hw/k-iryohi/21/dl/data.pdf

＊11　日医総研ワーキングペーパー　No.337「医大生のキャリア意識に関する調査」坂口一樹 日本医師会総合政策研究機構
https://www.jmari.med.or.jp/download/WP337.pdf

＊12　m3.com「2035年、ニーズ高まる科は『総合診療』『内科』」
https://www.m3.com/news/open/iryoishin/580702

＊13　日医総研ワーキングペーパー「開業動機と開業医（開設者）の実情に関するアンケート調査」
https://www.jmari.med.or.jp/download/WP201.pdf

＊14　「令和4(2022) 年医療施設（動態）調査・病院報告の概況」内「医療施設調査」厚生労働省
https://www.mhlw.go.jp/toukei/saikin/hw/iryosd/22/dl/02sisetu04.pdf

＊15　日医総研リサーチ・レポート No.131　「かかりつけ医機能を担う拠点としての診療所の動向ー『医療施設(静態・動態)調査』からー」日本医師会総合政策研究機構 前田由美子（2022年6月20日）
https://www.jmari.med.or.jp/wp-content/uploads/2022/06/RR131.pdf

参考

＊1　「医療機器の効率的な活用について」医療従事者の需給に関する検討会 第28回 医師需給分科会（平成31年2月18日）
https://www.mhlw.go.jp/content/10801000/000480277.pdf

＊2　「上手な医療のかかり方.jp」厚生労働省
https://kakarikata.mhlw.go.jp/kakaritsuke/motou.html

＊3　新型コロナウイルス感染症対応に関する有識者会議（内閣官房）
https://www.cas.go.jp/jp/seisaku/coronavirus_yushiki/index.html

＊4　令和5年度老人保健事業推進費等補助金（老人保健健康増進等事業分）「認知症及び軽度認知障害の有病率調査並びに将来推計に関する研究」九州大学大学院医学研究院　衛生・公衆衛生学分野　教授・二宮利治
https://www.cas.go.jp/jp/seisaku/ninchisho_kankeisha/dai2/siryou9.pdf

＊5　「日本の世帯数の将来推計（全国推計）ー令和6(2024）年推計ー」より【推計結果のポイント】国立社会保障・人口問題研究所Press Release（令和6年4月12日）
https://www.ipss.go.jp/pp-ajsetai/j/HPRJ2024/hprj2024_PR.pdf

＊6　「医師の働き方改革について～令和6年4月からの医師の時間外・休日労働時間に係る上限規制の適用開始に向けた取組等について～　令和5年度第3回医療政策研修会」厚生労働省医政局医事課　医師等医療従事者働き方改革推進室
https://www.mhlw.go.jp/content/10800000/001193029.pdf

＊7　「424病院は『再編検討を』　厚労省、全国のリスト公表」日本経済新聞（2019年9月26日）
https://www.nikkei.com/article/DGXMZO50232120W9A920C1MM8000/

HAvln4RGxRF6fJFWcbbx&index=13

＊23　Medical Note「高齢化の進展でニーズが高まる総合診療医（総合診療科）－その意義とは？」瓜田純久先生へのインタビュー（2019年4月5日）
https://medicalnote.jp/contents/190405-001-GU

＊24　「『総合診療医』を身近に　看板への記載解禁、厚労省検討」日本経済新聞（2024年6月18日）
https://www.nikkei.com/article/DGXZQOUA17A980X10C24A6000000/
「厚労省『総合診療医』普及促す　看板など記載解禁検討　複数疾患に対応、地域医療を強化」日本経済新聞（2024年6月19日）
https://www.nikkei.com/article/DGKKZO81487650Z10C24A6EA2000/

＊25　「地域医療を支える医師の育成を 県が新潟大学の基金に5000万円を寄付」UX新潟テレビ21公式チャンネル（2024年4月8日）
https://www.youtube.com/watch?v=H2TkRMZXAWU

＊26　NHK「医師不足の大崎町 町内で診療所開設に最大1億円を助成へ」　鹿児島NEWS WEB（2024年5月14日）
https://www3.nhk.or.jp/lnews/kagoshima/20240514/5050026806.html

＊URLは2024年9月時点のものです。

＊16　日医総研ワーキングペーパーNo.422「医業承継の現状と課題」　2019年1月8日　堤信之、坂口一樹　日本医師会総合政策研究機構
https://www.jmari.med.or.jp/download/WP422.pdf

＊17　「東京都の医療施設－令和2年医療施設（静態・動態）調査・病院報告結果報告書－」東京都福祉保健局
https://www.hokeniryo.metro.tokyo.lg.jp/kiban/chosa_tokei/iryosisetsu/reiwa2nen/2pdf.files/2iryousisetu1.pdf

＊18　「医師過剰時代の偏在対策　医師養成課程にとどまらない偏在対策が必要」大和総研　政策調査部研究員 石橋未来（2022年6月20日）
https://www.dir.co.jp/report/research/policy-analysis/social-securities/20220620_023109.pdf

＊19　「医学部臨時定員と地域枠等の現状について」内「医学部入学定員と地域枠の年次推移」厚生労働省 第2回医師養成課程を通じた医師の偏在対策等に関する検討会（令和6年2月26日）
https://www.mhlw.go.jp/content/10803000/001214420.pdf

＊20　朝日新聞デジタル「医師数が全国46位から抜け出せない茨城、医学部『地域枠』に期待」（2024年5月15日）
https://www.asahi.com/articles/ASS5G440XS5GUJHB016M.html

＊21　岩手医誌71巻, 6号（令和2年2月）235-241頁「総合診療医の役割と今後の展望」下沖収
https://www.jstage.jst.go.jp/article/iwateishi/71/6/71_235/_pdf/-char/en

＊22　「医師の残業を規制する『医療の2024年問題』　現場は救急体制へのマイナス影響懸念『たらい回しが多く発生する可能性』」北海道放送「HBCニュース」（2024年3月27日放送）
https://www.youtube.com/watch?v=ulmj1OBDpfw&list=PLVCuZMTjoxnCy

「総合診療《そうごうしんりょう》かかりつけ医《い》」がこれからの日本《にほん》の医療《いりょう》に必要《ひつよう》だと私《わたし》は考《かんが》えます。

2024年12月16日　初版第1刷

著　者 ―― 菊池大和《きくちやまと》

発行者 ―― 松島一樹

発行所 ―― 現代書林
〒162-0053　東京都新宿区原町3-61　桂ビル
TEL／代表　03(3205)8384
振替00140-7-42905
http://www.gendaishorin.co.jp/

デザイン ― 山之口正和＋永井里実＋高橋さくら（OKIKATA）

DTP ――― 村岡志津加（Studio Zucca）

編集協力 ― 飯田みか

印刷・製本　(株)シナノパブリッシングプレス
乱丁・落丁本はお取り替えいたします。

定価はカバーに
表示してあります。

ISBN978-4-7745-2026-1 C0047